普通高等教育"十五"国家级规划教材 配套教学用书
新世纪全国高等中医药院校规划教材

经络腧穴学习题集

主　编　沈雪勇（上海中医药大学）

副主编　胡　玲（安徽中医学院）

　　　　裴景春（辽宁中医学院）

　　　　孙双历（上海中医药大学）

　　　　李志道（天津中医学院）

　　　　高维滨（黑龙江中医药大学）

中国中医药出版社

·北　京·

图书在版编目（CIP）数据

经络腧穴学习题集/沈雪勇主编 .—北京：中国中医药出版社，2004.3（2019.7 重印）
普通高等教育"十五"国家级规划教材配套教学用书
ISBN 978-7-80156-490-0

Ⅰ.经…　Ⅱ.沈…　Ⅲ.①经络-中医学院-习题　②俞穴（五腧）-中医学院-习题
Ⅳ.R224-44

中国版本图书馆 CIP 数据核字（2003）第 113501 号

中国中医药出版社出版

发行者：中国中医药出版社
　　　　（北京经济技术开发区科创十三街31号院二区8号楼　电话：64405750　邮编：100176）
　　　　（邮购联系电话：84042153　64065413）
印刷者：山东百润本色印刷有限公司
经销者：新华书店总店北京发行所
开　本：850×1168毫米　16 开
字　数：273 千字
印　张：11.5
版　次：2004 年 3 月第 1 版
印　次：2019 年 7 月第 9 次印刷
书　号：ISBN 978-7-80156-490-0
定　价：33.00 元
如有质量问题，请与出版社发行部调换(010-64405510)
HTTP://WWW.CPTCM.COM

前　言

为了全面贯彻国家的教育方针和科教兴国战略，深化教育教学改革，全面推进素质教育，培养符合新世纪中医药事业发展要求的创新人才，在全国中医药高等教育学会、全国高等中医药教材建设研究会组织编写的"普通高等教育'十五'国家级规划教材（中医药类）、新世纪全国高等中医药院校规划教材（第一版）"（习称"七版教材"）出版后，我们组织原教材编委会编写了与上述规划教材配套的教学用书——习题集，目的是使学生对已学过的知识，以习题形式进行复习、巩固、强化，也为学生自我测试学习效果、参加考试提供便利。

本套习题集与已出版的46门规划教材配套，所命习题范围与现行全国高等中医药院校本科教学大纲一致，与上述规划教材一致。习题覆盖规划教材的全部知识点，对必须熟悉、掌握的"三基"知识和重点内容以变换题型的方法予以强化。内容编排与相应教材的章、节一致，方便学生同步练习，也便于与教材配套复习。题型与各院校各学科现行考试题型一致，同时注意涵盖国家执业医师资格考试题型。命题要求科学、严谨、规范，注意提高学生分析问题、解决问题的能力，临床课程更重视临床能力的培养。为方便学生全面测试学习效果，每章节后均附有参考答案和答案分析。"答案分析"可使学生不仅"知其然"，而且"知其所以然"，使学生对教材内容加深理解，强化已学知识，进一步提高认知能力。

书末附有模拟试卷，分本科A、B试卷和硕士研究生入学考试模拟试卷，有"普通、较难、难"三个水准，便于学生对自己学习效果的自我测试，同时可提高应考能力。

本套习题集供高等中医药院校本科生、成人教育学生、执业医师资格考试人员及其他学习中医药人员与教材配套学习和应考复习使用。学习者通过对上述教材的学习和本套习题集的习题练习，可全面掌握各学科的知识和技能，顺利通过课程考试和执业医师考试，为从事中医药工作打下坚实的基础。

由于考试命题是一项科学性、规范化要求很高的工作，随着教材和教学内容的不断更新与发展，恳请各高等中医药院校师生在使用本套习题集时，不断总结经验，提出宝贵的修改意见，以使本套习题集不断修订提高，更好地适应本科教学和各种考试的需要。

编者

2003 年 5 月

编 写 说 明

适值"普通高等教育'十五'国家级规划教材"和"新世纪全国高等中医药院校规划教材"《经络腧穴学》出版一年之际，其配套教材《经络腧穴学习题集》也将与读者见面。《经络腧穴学》是针灸学的核心内容，是针灸推拿专业的基础课。其经络学内容又是中医基础理论的重要组成部分，内容非常广泛，涉及中医学的生理、病理、诊断和治疗等各个方面；其腧穴学内容也是中医其他各专业学生需掌握的基础知识。以往经络腧穴学的内容分为《经络学》和《腧穴学》两门教程开设，考虑到对经络腧穴理论学习的系统性和整体性及教学进程安排、课程衔接上的便利，我们将其合编为《经络腧穴学》。合并后其教学内容更显丰富，学生的学习负担也明显加重。知识的记忆、理解、掌握和应用是个不断反复的学习过程。本习题集正是想为学生和读者的复习提供一本辅助参考读物。

本习题集在编写体例上保持原《经络腧穴学》的格式，两者章次及章名对应一致。习题集以章为单元，各章习题的种类相同，均设有选择题、填空题、名词解释和问答题四种类型，章后均附参考答案，并对部分习题作答案分析。书后附有模拟试题三份，其内容涉及各篇章，以供学生和读者作综合练习之用。除少数习题超出《经络腧穴学》范围外，各章习题内容绝大多数出自《经络腧穴学》相应章中，故练习时可参考《经络腧穴学》相应篇章的内容。本习题集获上海市和国家中医药管理局重点学科建设项目资助。

选择题部分包括 A 型、B 型、C 型、K 型和 X 型五种题型。各题型答题方法如下：

A 型题：每道考题都有 A、B、C、D 和 E 五个备选答案，只能从中选择一个最佳答案。

B 型题：A、B、C、D 和 E 是五个备选答案，备选答案下面设有若干个考题，如这道题只与答案 A 有关，则选 A；如只与 B 有关，则选 B，余类推。每个备选答案可以选一次或一次以上，也可一次也不选。

C 型题：A、B、C 和 D 是四个备选答案，如这道题只与答案 A 有关，则选 A；如只与 B 有关，则选 B；如与 AB 都有关，则选 C；如与 AB 都无关，则选 D。

K 型题：①、②、③和④是备选答案，如①②③对，选 A；如①③对，选 B；如②④对，选 C；如④对，选 D；如①②③④都对，选 E。

X 型题：A、B、C、D 和 E 是五个备选答案，根据题意选择其中 2 项或 2 项以上的正确答案，如 AC 对，选 AC；如 ABD 都对，选 ABD。

尽管我们在习题集的编写过程中作了不少努力，但不妥、不精甚或谬误之处在所难免，恳请广大师生和读者不吝指正。

《经络腧穴学习题集》编委会

2003 年 12 月

目　录

第一、三章 经络概述及经络腧穴理论的形成和学术发展

![习题]

一、选择题

（一）A型题

1. 现存最早的经络文献是（　　）
   A.《灵枢》
   B.《内经》
   C.《甲乙经》
   D.《脉书》
   E.《脉经》

2. 循行于腹部的十二经脉由内向外依次是（　　）
   A. 足少阴，足阳明，足厥阴，足太阴
   B. 足阳明，足少阴，足厥阴，足太阴
   C. 足少阴，足阳明，足太阴，足厥阴
   D. 足太阴，足少阴，足厥阴，足阳明
   E. 足少阴，足阳明，足太阴，足少阳

3. 手足三阴经穴位能治疗头面部疾病，主要是因为（　　）
   A. 经脉与经别的内在联系
   B. 阴经与阳经有表里关系
   C. 阴经与阳经有交会关系
   D. 心，肝经经脉上达头部
   E. 经脉与络脉的内在联系

4. 以"手足阴阳脏腑"命名的是（　　）
   A. 十二经脉
   B. 十五络脉
   C. 十二经别
   D. 奇经八脉
   E. 以上均是

5.《十四经发挥》的作者是（　　）
   A. 皇甫谧　　B. 孙思邈
   C. 王惟一　　D. 滑伯仁
   E. 杨继洲

6.《针经指南》的作者是（　　）
   A. 王执中　　B. 王惟一
   C. 滑伯仁　　D. 窦默
   E. 杨继洲

7.《十四经发挥》的主要蓝本是（　　）
   A.《甲乙经》
   B.《铜人腧穴针灸图经》
   C.《针灸资生经》
   D.《金蓝循经取穴图解》
   E.《针灸大成》

8. 现存最早的针灸学专著是（　　）
   A.《内经》
   B.《灵枢》
   C.《脉经》
   D.《脉书》
   E.《甲乙经》

9. 小肠经和心经衔接于（　　）
   A. 无名指　　B. 小指
   C. 中指　　D. 食指
   E. 拇指

10. 关于针灸经络著述最多的朝代是（　　）
   A. 唐　　B. 宋　　C. 元
   D. 明　　E. 清

11. 我国现存最早的针灸学专著的作者是（　　）

A. 杨继洲　　B. 皇甫谧

C. 华佗　　D. 李学川

E. 高武

12. 《针经》是指（　　）

　　A. 马王堆出土的帛书

　　B. 《素问》

　　C. 《灵枢》

　　D. 《针灸甲乙经》

　　E. 《针灸大成》

13. 十二经的命名，主要包涵了哪些内容（　　）

　　A. 阴阳、五行、脏腑

　　B. 五行、手足、阴阳

　　C. 手足、阴阳、脏腑

　　D. 脏腑、手足、五行

　　E. 以上均非

14. 《针灸逢源》的作者是（　　）

　　A. 李学川　　B. 王叔和

　　C. 华佗　　D. 孙思邈

　　E. 皇甫谧

15. 足三阳经在躯干的分布规律是（　　）

　　A. 太阳在前，阳明居中，少阳位后

　　B. 太阳在前，少阳居中，阳明位后

　　C. 少阳在前，太阳居中，阳明位后

　　D. 阳明在前，太阳居中，少阳位后

　　E. 阳明在前，少阳居中，太阳位后

16. 下列经脉中，有表里关系的是（　　）

　　A. 肝与心　　B. 胆与心包

　　C. 肾与大肠　　D. 心包与三焦

　　E. 脾与肺

17. 在十二经脉中，阴经与阴经的交接部位是（　　）

　　A. 额头部　　B. 头面部

　　C. 上肢部　　D. 胸部

　　E. 下肢部

18. 在经络系统中，离、入、出、合是指下列哪个的循行特点（　　）

　　A. 奇经八脉　　B. 十二经筋

　　C. 十二皮部　　D. 十五络脉

　　E. 十二经别

19. 十二经筋的命名，主要包涵哪些内容（　　）

　　A. 手足、阴阳

　　B. 阴阳、手足、五行

　　C. 手足、阴阳、脏腑

　　D. 手足、脏腑、阴阳

　　E. 阴阳、脏腑

20. 《奇经八脉考》的作者为（　　）

　　A. 杨继洲　　B. 高武

　　C. 何若愚　　D. 李时珍

　　E. 孙思邈

21. 同名经在下列何处连接（　　）

　　A. 胸　　B. 腹　　C. 手足

　　D. 头面　　E. 背部

22. 在心中衔接的经脉是（　　）

　　A. 足厥阴肝经和手太阴肺经

　　B. 足少阴肾经和手厥阴心包经

　　C. 手少阳三焦经和手少阴心经

　　D. 足太阴脾经与手少阴心经

　　E. 手太阴肺经与手厥阴心包经

23. 在无名指处连接的是（　　）

　　A. 手太阳小肠经和手厥阴心包经

　　B. 手少阳三焦经与手阳明大肠经

　　C. 手少阴心经与手太阳小肠经

　　D. 手厥阴心包经与手少阳三焦经

　　E. 手太阴肺经与手阳明大肠经

24. 足厥阴肝经与手太阴肺经衔接于（　　）

　　A. 心中　　B. 肺中

　　C. 小指　　D. 大趾

　　E. 面

25. 营气从足阳明胃经流注到的下一条经是（　　）

　　A. 胃经的同名经

B. 胃经的表里经

C. 足少阳胆经

D. 足少阴肾经

E. 手太阳小肠经

26. 从足太阴脾经运行到的下一条经是（　　）

A. 脾经的同名经

B. 脾经的表里经

C. 足少阳胆经

D. 手少阴心经

E. 手阳明大肠经

27. 在鼻旁衔接的经脉是（　　）

A. 一对表里经

B. 一对同名阳经

C. 一对同名阴经

D. 一阴一阳经

E. 以上都不对

28. 在食指衔接的经脉是（　　）

A. 手少阴心经和手太阳小肠经

B. 手少阳三焦经和手厥阴心包经

C. 手太阴肺经和手阳明大肠经

D. 手太阳小肠经和手厥阴心包经

E. 手少阳三焦经和手少阴心经

29. 手少阳三焦经与足少阳胆经衔接于（　　）

A. 耳旁　　B. 耳中

C. 外眦　　D. 内眦

E. 目中

30. 位于腹部第三侧线的为（　　）

A. 胆经　　B. 膀胱经

C. 肾经　　D. 脾经

E. 胃经

（二）B 型题

A.《黄帝内经》

B.《灵枢》

C.《素问》

D.《难经》

E.《针灸大成》

1. 其成书标志着针灸理论的形成（　　）

2.《内经》中最详尽记载经络的书为（　　）

A.364　　B.354　　C.360

D.365　　E.361

3.《铜人腧穴针灸图经》载穴（　　）

4.《针灸逢源》载穴（　　）

A.《扁鹊神应玉龙经》

B.《针经指南》

C.《圣济总录》

D.《明堂灸经》

E.《针灸聚英》

5. "飞腾八法"和"灵龟八法"初见于（　　）

6. 属明代的针灸专著（　　）

A.《医学指归》

B.《针经指南》

C.《针经》

D.《明堂流注》

E.《脉书》

7. 将经络与药物结合起来的书为（　　）

8.《九卷》又称（　　）

A.《黄帝针灸甲乙经》

B.《针经指南》

C.《难经》

D.《经络分野》

E.《奇经八脉考》

9. "流注八穴"初见于（　　）

10. 首先提出"奇经八脉"名称的是（　　）

A. 阴跷与阳跷脉

B. 足少阴与足太阴脉

C. 手少阴与手太阳脉

D. 任脉与督脉

E. 手太阴与手少阴脉

11. 有表里关系的为（　　）

12. 无所属穴位的脉是（　　　）

A. 十二经别　B. 十二经脉

C. 奇经八脉　D. 十二皮部

E. 十二经筋

13. 经络系统的主体是（　　　）

14. 不进入胸腹腔的是（　　　）

A. 足太阴脾经与手太阴肺经

B. 足少阴肾经与手厥阴心包经

C. 手太阴肺经与足厥阴肝经

D. 手太阳小肠经与足太阳膀胱经

E. 足少阳胆经与手少阳三焦经

15. 在胸中连接的有（　　　）

16. 在内眦连接的为（　　　）

A. 足阳明胃经

B. 手阳明大肠经

C. 手少阴心经

D. 手少阳三焦经

E. 足少阳胆经

17. 接续手太阳小肠经的经脉是
（　　　）

18. 接续于手厥阴心包经的经脉是
（　　　）

A. 足太阳经别　　B. 任脉

C. 足太阳络脉　　D. 带脉

E. 手太阴经筋

19. 加强与心和头联系的是（　　　）

20. 与胸膈联系的是（　　　）

A. 十五络脉　　B. 十二皮部

C. 十二经脉　　D. 十二经别

E. 十二经筋

21. 均起于四肢末端，不属络脏腑的是
（　　　）

22. 具有"离、入、出、合"分布特点
的是（　　　）

A. 枢儒　　B. 害蜚

C. 关蛰　　D. 枢持

E. 害肩

23. 阳明皮部名称为（　　　）

24. 少阴皮部名称为（　　　）

A. 关中　　B. 关蛰

C. 关枢　　D. 枢儒

E. 枢持

25. 太阳皮部名称（　　　）

26. 少阳皮部名称（　　　）

A. 手少阴经筋

B. 足少阴皮部

C. 冲脉

D. 手太阳经脉

E. 脾之大络

27. 别道奇行的为（　　　）

28. 加强表里及脏腑联系的是（　　　）

（三）C 型题

A. 从四肢部开始

B. 手足各经脉互相衔接

C. 两者均是

D. 两者均不是

1. 《脉书》记载脉气的运行特点是
（　　　）

2. 《内经》记载脉气的运行特点是
（　　　）

A. 李时珍　　B. 叶天士

C. 两者均是　D. 两者均不是

3. 注重分经辨证用药的医家是（　　　）

4. 《奇经八脉考》的作者是（　　　）

A. 胸　　　　B. 腹

C. 两者均是　D. 两者均不是

5. 足三阳联系（　　　）

6. 手三阴联系（　　　）

A. 身前　　　B. 身后

C. 两者均是　D. 两者均不是

7. 足阳明经循行于（　　　）

8. 足少阳经循行于（　　　）

A. 背腰第二侧线

B. 胸腹第一侧线

C. 两者均是

D. 两者均不是

9. 肾经循行于（　　　）

10. 胃经循行于（　　　）

　　A. 肝经　　　　B. 胆经

　　C. 两者均是　　D. 两者均不是

11. 循行于胁侧的经脉是（　　　）

12. 循行于阴部的经脉是（　　　）

　　A. 手阳明　　　B. 足阳明

　　C. 两者均是　　D. 两者均不是

13. 循行于肩部的经脉是（　　　）

14. 循行于面周的经脉是（　　　）

　　A. 肺　　　　　B. 脾

　　C. 两者均是　　D. 两者均不是

15. 循行于胸腹第三侧线上的经脉是
（　　　）

16. 循行于颈部的经脉是（　　　）

　　A. 手少阳经

　　B. 足少阴经

　　C. 两者均是

　　D. 两者均不是

17. 与手厥阴经互相衔接的经脉是
（　　　）

18. 足太阳经的表里经是（　　　）

　　A. 2 寸　　　　　B. 4 寸

　　C. 两者均是　　　D. 两者均不是

19. 躯干前第一侧线距胸正中线是
（　　　）

20. 躯干前第二侧线距正中线是
（　　　）

　　A. 直属脏腑

　　B. 具有沟通表里的作用

　　C. 两者均是

　　D. 两者均不是

21. 阴维脉和阳维脉（　　　）

22. 少阴络脉与太阳络脉（　　　）

（四）K 型题

1. "一源三歧" 指的是（　　　）

　　①任脉　　②督脉

　　③冲脉　　④带脉

2. 经络理论在临床治疗上的应用包括
（　　　）

　　①分经用药　②分经辨证

　　③循经取穴　④分经切脉

3. 经络系统的主干是（　　　）

　　①奇经八脉

　　②十二经别

　　③十五络脉

　　④十二经脉

4. 膀胱经在背腰部的循行线距正中线
为（　　　）

　　①2.5 寸　　②1.5 寸

　　③2 寸　　　④3 寸

5. 由于经别的联系，突出了哪个器官
的重要性（　　　）

　　①头　　②耳

　　③心　　④咽喉

6. 下列属于奇经八脉的是（　　　）

　　①带脉　　　②阴维脉

　　③阳跷脉　　④瘿脉

7. 属于络脉的为（　　　）

　　①脾之大络　　②任脉络

　　③督脉络　　　④冲脉络

8. 胸腹第三侧线上的经脉是（　　　）

　　①心包经　　②肺经

　　③心经　　　④脾经

9. 在躯干部第二侧线的经脉有（　　　）

　　①胃经　　②脾经

　　③膀胱经　④肝经

10. 在四肢末端衔接的经脉有（　　　）

　　①手太阴与手阳明

　　②手少阴与手太阳

　　③手厥阴与手少阳

　　④足太阳与足少阴

11. 在头面部衔接的经脉有（　　　）

　　①手阳明与足阳明

　　②手太阳与足阳明

　　③手少阳与足少阳

④手少阳与足太阳

12."联系内脏，沟通表里"是下列哪个的特点（　　）

　　①十五络脉　②十二皮部
　　③十二经筋　④十二经别

（五）X型题

1.属"十四经"范围的是（　　）
　　A.手太阴肺经
　　B.足阳明经筋
　　C.手少阴经别
　　D.任脉

2.于四肢末端衔接的经是（　　）
　　A.足少阴肾经和手厥阴心包经
　　B.手厥阴心包经与手少阳三焦经
　　C.足太阳膀胱经和手厥阴心包经
　　D.足太阴脾经与足阳明胃经

3.从脏走手的经脉是（　　）
　　A.手太阴肺经
　　B.手阳明大肠经
　　C.手少阴心经
　　D.手厥阴心包经

4.有表里关系的经脉是（　　）
　　A.足太阴与足太阳
　　B.阴跷脉与阳跷脉
　　C.手太阴和手阳明
　　D.足厥阴与足少阳

5.到达头目的经筋是（　　）
　　A.手太阳经筋
　　B.手少阴经筋
　　C.足太阴经筋
　　D.足少阳经筋

6.经络理论在诊断方面的应用包括（　　）
　　A.分经用药　　B.分经辨证
　　C.分经切脉　　D.分部诊络

7.能加强表里及脏腑之间联系的是（　　）
　　A.足少阴肾经　B.手厥阴络脉

　　C.手阳明经别　D.足阳明经筋

8.下列哪些书是针灸学专著（　　）
　　A.《医学指归》　B.《针灸大成》
　　C.《针灸聚英》　D.《甲乙经》

9.从头面走足的经脉是（　　）
　　A.足阳明胃经　B.足太阴脾经
　　C.阴维脉　　　D.足少阳胆经

10.多血少气之经有（　　）
　　A.小肠经　　B.肝经
　　C.心包经　　D.膀胱经

11.经气与足太阳膀胱经相接续的经脉有（　　）
　　A.手少阳经　B.手太阳经
　　C.足少阳经　D.足少阴经

12.少血多气之经是（　　）
　　A.足太阴脾经
　　B.手少阳三焦经
　　C.足少阴肾经
　　D.手太阴肺经

二、填空题

1.循行于胸腹第二侧线的经脉是_____，其分布在胸部的穴位都距离前正中线_____寸，分布在腹部的穴位都距离前正中线_____寸。

2.经脉的衔接规律是阴经与阳经在_____部衔接，阳经与阳经在_____部衔接，阴经与阴经在_____部衔接。

3.循行于胸腹第一侧线的经脉是_____，其分布在胸部的穴位都距离前正中线_____寸，分布在腹部的穴位都距离前正中线_____寸。

4.十二经脉的循行走向是手三阳经_____，足三阳经_____。

5._____经在手足部衔接，_____经在头面部衔接，_____经在胸部衔接。

6.循行于胸腹第三侧线的经脉是

_____，其分布在胸部的穴位都距离正中线_____寸，分布在腹部的穴位都距离前正中线_____寸。

7.《灵枢·海论》十二经脉者，内属于_____，外络于_____。

8.临床使用_____、_____和_____等方法治病是运用了皮部理论。

9.《针灸甲乙经》是汇集了_____、_____和_____三部书分类整理而成。

10.《针灸甲乙经》的全称_____。

11.经络系统，包括_____、_____、_____、_____和_____。

12.十二经脉的名称由_____、_____和_____组成。

13.阴阳经脉中阴气最盛为_____、其次为_____、再其次为_____。阳气最盛为_____、其次为_____、再其次为_____。

14.互为表里的阴经与阳经对应为三组_____和_____，_____和_____，_____和_____。

15.经络的作用有_____、_____、_____、_____。

16.经络在临床的应用主要分为下列四方面_____、_____、_____、_____。

17.十二经脉"外络于支节"此处"支节"是指_____。

18.手三阴在上肢的排列，前为_____，中为_____，后为_____。

19.足三阳在下肢的排列，前为_____，中为_____，后为_____。

20.足三阴在下肢的排列至内踝上_____寸处_____经脉和_____经脉交叉后排列为_____在前，_____在中，_____在后。

21.四肢部的十二络主要起_____和_____作用。

22.躯干部的三络主要起_____作用。

23."阴脉营其藏"之意是_____，"阳脉营其府"之意是_____。

24.皮部具有_____、_____和_____、_____作用。

25.任脉和督脉不再有皮部名称是因为_____、_____。

三、名词解释

1.脈
2.温
3.脉
4.一源三歧
5.经络
6.关枢
7.浮络
8.孙络
9.血络
10.关蛰
11.药物归经
12.六合
13.枢持
14.十四经
15.奇经八脉
16.分部诊络
17.害蜚
18.枢儒
19.害肩
20.皮部
21.筋
22.腱
23.正经
24.䐃
25.别行之正经

四、问答题

1. 简述十二经别与十五络脉有何异同?

2. 试述十二经筋的分布特点及作用。

3. 试述十二经别的分布特点及作用。

4. 为何分经辨证有临床意义?

5. 举例说明十二经脉在四肢部的分布规律。

6. 十二经脉间的流注关系是怎样的?其"脉行之逆顺"有何规律?

7. 何为十二皮部? 皮部理论有何临床价值?

 答案

一、选择题

(一) A 型题

1. D　　2. E　　3. A　　4. A　　5. D

6. D　　7. D　　8. E　　9. B　　10. B

11. B　12. C　13. C　14. A　15. E

16. D　17. D　18. E　19. A　20. D

21. D　22. B　23. D　24. C　25. B

26. D　27. B　28. C　29. C　30. D

(二) B 型题

1. A　　2. B　　3. B　　4. E　　5. A

6. E　　7. A　　8. C　　9. B　　10. C

11. C　12. A　13. B　14. D　15. B

16. D　17. C　18. D　19. A　20. E

21. E　22. B　23. B　24. A　25. C

26. E　27. C　28. D

(三) C 型题

1. A　　2. B　　3. B　　4. A　　5. D

6. A　　7. A　　8. D　　9. B　　10. D

11. C　12. A　13. A　14. B　15. C

16. D　17. C　18. B　19. A　20. C

21. D　22. B

答案分析

15. C

肺经在胸部循行在第三侧线的上端。

17. C

与手厥阴经衔接的是两条经肾经和三焦经。

20. C

"躯干前"包括胸部和腹部。

21. D

阴维和阳维脉虽以阴阳命名,但它们属奇经八脉,无表里属络关系。

(四) K 型题

1. A　　2. B　　3. D　　4. C　　5. B

6. A　　7. A　　8. C　　9. B　　10. E

11. B　12. D

答案分析

9. B

"躯干"包括身前和身后的两条第二侧线,所以涉及胃经和膀胱经。

(五) X 型题

1. AD　　2. BD　　3. ACD　　4. CD

5. AD　　6. BCD　　7. AC　　8. BCD

9. AD　　10. ABCD　11. BD　　12. ABCD

答案分析

7. AC

络脉虽联系表里二经,但不入内脏,经筋与内脏无连属关系。

10. ABCD

太阳经及厥阴经为多血少气之经。

二、填空题

1. 足阳明胃经;4寸;2寸。

2. 手足;头面;胸。

3. 足少阴肾经;2寸;0.5寸。

4. 从手走头面;从头面走足。

5. 阴经与阳;阳经与阳;阴经与阴。

6. 肺经和脾经;6寸;4寸。

7. 府藏;支节。

8. 皮肤针；刺络；敷贴。

9.《素问》；《针经》；《明堂孔穴针灸治要》。

10.《黄帝三部针灸甲乙经》。

11. 十二经脉；十二经别；十五络脉、奇经八脉；十二经筋和十二皮部。

12. 手足；阴阳；脏腑。

13. 太阴；少阴；厥阴；阳明；太阳；少阳。

14. 太阴；阳明；少阴；太阳；厥阴；少阳。

15. 沟通内外；网络全身、运行气血；协调阴阳、抗御病邪；反映症候、传导感应；调整虚实。

16. 经络诊法；分经辨证；循经取穴；药物归经。

17. 经脉在所属部位的分支和穴位。

18. 太阴；厥阴；少阴。

19. 阳明；少阳；太阳。

20. 8；足厥阴肝；足太阴脾；太阴；厥阴；少阴。

21. 沟通表里经；补充经脉循行的不足。

22. 渗灌气血的。

23. 手足三阴联系脏；手足三阳联系腑。

24. 抗御外邪；保卫机体；反映病症；协助诊断的。

25. 任脉合于少阴皮部；督脉合于太阳皮部。

三、名词解释

1. 脈：是"脉"的异体字，血管之意。

2. 溫：是"脉"的异体字，血管之意。

3. 脉：指血管。

4. 一源三歧：指任、督、冲三脉皆起于胞中，同出会阴而异行。

5. 经络：是运行气血、联系脏腑和体表及全身各部的通道，是人体功能的调控系统。

6. 关枢：是太阳皮部的专有名称。

7. 浮络：为浮行于浅表部位的络脉。

8. 孙络：是指络脉中最细小的分支。

9. 血络：是指细小的血管。

10. 关蛰：是太阴皮部的专有名称。

11. 药物归经：是把药物按其主治性能归入某经和某几经，它是经络理论在临床应用的一个方面。

12. 六合：是手足三阴三阳经别，按阴阳表里关系组成六对，此称"六合"。

13. 枢持：是少阳皮部的专有名称。

14. 十四经：是手足阴阳十二经加上任脉和督脉的总称。

15. 奇经八脉：包括任脉、督脉、冲脉、带脉、阴蹻脉、阳蹻脉、阴维脉、阳维脉。它们与十二正经不同，既不直属脏腑，又无表里配合关系，"别道奇行"。其具有特殊作用，对其余经络起统率、联络和调节气血盛衰的作用。

16. 分部诊络：是指诊察皮部血络的色泽，以辨痛、痹、寒、热等。从皮疹辨证，也属于诊络法。

17. 害蜚：是阳明皮部的专有名称。

18. 枢儒：是少阴皮部的专有名称。

19. 害肩：是厥阴皮部的专有名称。

20. 皮部：是指与十二经脉相应的皮肤部分。

21. 筋：是指能产生力量的肌肉。

22. 腱：是"筋之本"，指筋附着于骨骼的部分。

23. 正经：是指手足阴阳十二经脉，是经络系统的主体，故称。

24. 衇：是"脉"的异体字，血管之意。

25. 别行之正经：是指十二经别，从十二经脉另行分出，深入体腔，以加强表里相合关系的支脉。

四、问答题

1．答：十二经别，是从十二经脉另行分出，深入体腔，以加强表里相合关系的支脉。十二经别一般多从四肢肘膝上下的正经分出，分布于胸腹腔和头部，通过"离、合、入、出"的分布特点沟通了表里两经，加强了经脉与脏腑的联系，突出了心和头的重要性，扩大了经脉的循行联系和经穴的主治范围。

十五络脉，是十二经脉在四肢部各分出一络，再加躯干前的任脉络、躯干后的督脉络及躯干侧的脾之大络，共十五条，称"十五络脉"。十二络脉在四肢部从相应络穴分出后均走向相应表里经，主要起沟通表里两经和补充经脉循行不足的作用；躯干部三络则分别分布于身前、身后和身侧，起渗灌气血的作用。

络脉和经别都是经脉的分支，均有加强表里两经的作用，所不同者：经别主内，无所属穴位，也无所主病症；络脉则主外，各有一络穴，并有所主病症，而且络脉按其形状、大小、深浅等的不同又有不同的名称，如"浮络"、"孙络"、"血络"。

2．答：十二经筋，是指人体的外部筋肉受经络支配，其分布范围与十二经脉大体一致，可分成手足三阴三阳。"筋"指能产生力量的肌肉；而"腱"是筋附着于骨骼的部分。经筋各起于四肢末端，结聚于骨骼和关节部，虽然有的进入胸腹腔，但不像经脉那样属络脏腑。其分布特点：手足三阳之筋都到达头目，手三阴之筋到胸膈，足三阴之筋到阴部。经筋的作用是约束骨骼，活动关节，保持人体正常的运动功能，维持人体正常的体位姿势。

3．答：十二经别，是从十二经脉另行分出，深入体腔，以加强表里相合关系的支脉，又称"别行之正经"。十二经别一般多从四肢肘膝上下的正经分出，分布于胸腹腔和头部，其间有"离、合、入、出"的分布特点。从十二经脉分出称"离"，进入胸腹腔称"入"，与表里经别同行称"合"。在头项部出来称"出"。出于头颈部后，阳经经别合于原经脉，阴经经别合于相表里的阳经经脉，如手阳明经别合于手阳明经脉，手太阴经别也合于手阳明经脉。手足三阴三阳经别，按阴阳表里关系组成六对，称为"六合"。经别通过离、合、出、入的分布，沟通了表里两经，加强了经脉与脏腑的联系，突出了心和头的重要性，扩大了经脉的循行联系和经穴的主治范围。

4．答：经络"内联府藏，外络支节"。全身外至皮肉筋骨，内至五脏六腑，都以经络为纲，分经辨证就是按经络来分析病症。如十二经脉各有"是动则病……"说明本经一旦发生病理变化会出现一系列的病症，这其中包括其循行所过部位的病变称外经病（证），又有其有关的脏腑病（证）；络脉、经筋也各有主病如手少阴络脉"实，则支膈；虚，则不能言"；手阳明经筋"肩不举，颈不可左右视"等等。通过这些病症表现，可以协助临床诊断和指导用穴。皮部之病即经络之病的综合反映，总分为六经病以反应疾病的性质和传变。一般以十二经为正经，主疾病之常。奇经八脉与各经相交会为十二经的错综组合，其所主病症又有其特殊性质，故而主疾病之变。

所以通过分经辨证对于经气虚实、经气厥逆甚或经气终厥等症候的观察，可明确病位，了解疾病的性质、程度、发展和预后，对于疾病的诊断和治疗有重要意义。

5．答：四肢内侧面为阴，外侧面为阳。手足阴经分布于四肢的内侧，手足阳经分布于四肢的外侧。以大指向前、小指向后的体位描述，十二经脉在四肢的分布规律是：太阴、阳明在前，厥阴、少阳在中（侧），少阴、太阳在后。在小腿下半部及足部，足厥阴有例外的曲折、交叉情况，即排列于足太阴之前，至内踝上八寸处再交叉到足太阴之后而循行于足太阴和足少阴之间。

如手三阴经分布于上肢的内侧，其中，上肢内侧面前缘及大指桡侧端为手太阴，上肢内侧面中间及中指桡侧端为手厥阴，上肢内侧面后缘及小指桡侧端为手少阴；手三阳经与之对应分布于上肢的外侧。

足三阴经分布于下肢的内侧。其中，大趾内侧端及下肢内侧面中间转至前缘为足太阴，大趾外侧端及下肢内侧面前缘转至中间为足厥阴，小趾下经足心至下肢内侧面后缘为足少阴。足三阳经则分别对应分布于下肢的外侧前缘、中间及后缘。

6. 答：

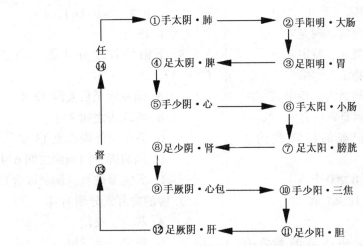

十二经脉的循行有一定的方向，或上行，或下行，其走向规律是：手三阴经从胸走手，手三阳经从手走头，足三阳经从头走足，足三阴经从足走腹（胸）见图示。

7. 答：十二皮部，是指与十二经脉相应的皮肤部分，按手足三阴三阳划分，是十二经脉功能活动于体表的反应部位，也是络脉之气散布之所在。由于皮部位于人体最外层是机体的卫外屏障，所以有抗御外邪、保卫机体和反映病候的作用。皮—络—经—腑—脏，成为疾病传变由外向内的层次；脏腑、经络的病变也可反应到皮部。因此临床上的应用一是通过在皮部的诊察以推断内部的疾病，起到协助诊断的作用；二是使用皮肤针、刺络、敷贴等法治疗疾病。

第二章 腧穴概论

![习题]

一、选择题

(一) A 型题

1. 腧穴可分为下列哪三类（　　）
    A. 十二经穴、奇穴、阿是穴
    B. 十二经穴、奇穴、特定穴
    C. 十四经穴、特定穴、络穴
    D. 十四经穴、阿是穴、特定穴
    E. 十四经穴、阿是穴、奇穴

2. 《内经》中所记载的经穴数约为（　　）
    A. 160 个　　　　B. 200 个
    C. 309 个　　　　D. 361 个
    E. 349 个

3. 《针灸甲乙经》中所载的腧穴有（　　）
    A. 365 个　　　　B. 349 个
    C. 361 个　　　　D. 160 个
    E. 354 个

4. 《铜人腧穴针灸图经》的成书年代与作者是（　　）
    A. 唐代　孙思邈
    B. 北宋　王惟一
    C. 晋代　皇甫谧
    D. 明代　杨继洲
    E. 元代　滑伯仁

5. 五输穴中经气"所行"处为（　　）
    A. 井穴　　　B. 荥穴
    C. 输穴　　　D. 经穴
    E. 合穴

6. 肾经的原穴为（　　）

    A. 大陵　　　B. 太渊
    C. 太冲　　　D. 太溪
    E. 太白

7. 根据骨度分寸，眉心至后发际的距离为（　　）
    A. 3 寸　　　B. 6 寸
    C. 9 寸　　　D. 12 寸
    E. 15 寸

8. 下面的骨度分寸哪一项是错误的（　　）
    A. 前发际至后发际 12 寸
    B. 两乳头之间 8 寸
    C. 膝中至外踝高点 13 寸
    D. 两肩胛骨内侧缘之间 6 寸
    E. 天突至歧骨（胸剑联合）8 寸

9. 脾的俞募穴分别为（　　）
    A. 脾俞、梁门
    B. 脾俞、足三里
    C. 脾俞、天枢
    D. 脾俞、中脘
    E. 脾俞、章门

10. 足三阳经腧穴主治病证相同的是（　　）
    A. 神志病　　　B. 胃肠病
    C. 咽喉病　　　D. 前阴病
    E. 胸部病

11. 五输穴大多位于（　　）
    A. 指趾端　　　B. 腕踝关节附近
    C. 肘膝以下　　　D. 肘膝以上
    E. 四肢部

12. 不属于八会穴的穴位是（　　）
    A. 太渊　　　B. 期门
    C. 膈俞　　　D. 膻中
    E. 绝骨

13. 根据骨度分寸法，脐中至耻骨联合上缘为（　　）
　　A.4寸　　　　B.5寸
　　C.6寸　　　　D.7寸
　　E.8寸

14. 根据骨度分寸法，臀横纹至膝中是（　　）
　　A.18寸　　　　B.16寸
　　C.15寸　　　　D.14寸
　　E.13寸

15. 下列穴位的哪一个不是络穴（　　）
　　A.丰隆　　　　B.公孙
　　C.飞扬　　　　D.太溪
　　E.外关

16. 既是八会穴又是合穴的是（　　）
　　A.委中　　　　B.委阳
　　C.阳陵泉　　　D.足三里
　　E.太渊

17. 在特定穴中，偏历属于（　　）
　　A.八会穴　　　B.络穴
　　C.郄穴　　　　D.原穴
　　E.以上均非

18. 下列不是郄穴的是（　　）
　　A.孔最　　　　B.郄门
　　C.中渚　　　　D.跗阳
　　E.阳交

19.《灵枢·九针十二原》对五输穴的记载中，"所注"处为（　　）
　　A.井　　　　　B.荥
　　C.输　　　　　D.经
　　E.合

20. 五输穴中"荥"穴多分布于（　　）
　　A.肘、膝关节以上
　　B.肘、膝关节以下
　　C.腕、踝关节以上
　　D.腕、踝关节以下

E.四肢末端

21. 特定穴中下合穴多分布于（　　）
　　A.下肢踝关节附近
　　B.上肢腕关节附近
　　C.下肢膝关节以下
　　D.上肢肘关节以下
　　E.上肢肩关节以下

22. 人体共有郄穴多少个（　　）
　　A.14个　　　　B.15个
　　C.17个　　　　D.16个
　　E.12个

23. 任督两脉腧穴主治病证相同的是（　　）
　　A.热病　　　　B.头面病
　　C.背腰病　　　D.脏腑病
　　E.咽喉病

24. 下列特定穴中治疗急性病证应首先选用（　　）
　　A.原穴　　　　B.俞穴
　　C.八会穴　　　D.八脉交会穴
　　E.郄穴

25. 下列特定穴中，治疗腑病应选用（　　）
　　A.五输穴　　　B.原穴
　　C.络穴　　　　D.下合穴
　　E.郄穴

26. 下列特定穴中，除……外基本上都位于肘、膝关节以下（　　）
　　A.八脉交会穴
　　B.五输穴
　　C.络穴
　　D.八会穴
　　E.原穴

27. 治疗表里经疾病，络穴常与什么穴配伍（　　）
　　A.郄穴　　　　B.原穴
　　C.俞穴　　　　D.募穴
　　E.合穴

28. 内辅骨下廉至内踝尖的骨度分寸是（　　）

    A.8寸   B.9寸

    C.5寸   D.l3寸

    E.12寸

29. 腋前纹头至肘横纹的骨度分寸是（　　）

    A.12寸   B.9寸

    C.11寸   D.8寸

    E.7寸

30. 在背部与两肩胛骨下角相平的是哪一个胸椎棘突（　　）

    A. 第5胸椎   B. 第6胸椎

    C. 第7胸椎   D. 第8胸椎

    E. 第9胸椎

31. 根据骨度分寸规定，胸剑联合至脐中之间的长度是（　　）

    A.6寸   B.6.5寸

    C.7寸   D.8寸

    E.9寸

32. "一夫法"是指（　　）

    A. 手指同身寸

    B. 中指同身寸

    C. 拇指同身寸

    D. 横指同身寸

    E. 无名指同身寸

33. 八脉交会穴中，与督脉相通的经穴是（　　）

    A. 列缺   B. 冲阳

    C. 后溪   D. 外关

    E. 照海

34. 下列哪一对不是八脉交会穴（　　）

    A. 公孙、内关   B. 合谷、委中

    C. 后溪、申脉   D. 列缺、照海

    E. 外关、足临泣

35. 手少阳的下合穴是（　　）

    A. 委中   B. 委阳

    C. 上巨虚   D. 下巨虚

    E. 天井

36. 下列穴位哪一个不是原穴（　　）

    A. 太溪   B. 太渊

    C. 太白   D. 大钟

    E. 大陵

37. 下列腧穴中通于任脉的八脉交会穴是（　　）

    A. 列缺   B. 公孙

    C. 申脉   D. 内关

    E. 照海

38. 下列穴位哪一个不是郄穴（　　）

    A. 郄门   B. 阴郄

    C. 阳交   D. 跗阳

    E. 冲阳

39. 下列腧穴中，哪一对不是原络配穴（　　）

    A. 太渊——偏历

    B. 太溪——飞扬

    C. 京骨——大钟

    D. 大陵——通里

    E. 冲阳——公孙

40. 下列哪组穴是俞募配穴（　　）

    A. 肺俞——太渊

    B. 小肠俞——上巨虚

    C. 胃俞——足三里

    D. 心俞——膻中

    E. 肺俞——中府

（二）B 型题

    A. 偏历   B. 光明

    C. 公孙   D. 大钟

    E. 飞扬

1. 胆经络穴是（　　）

2. 脾经络穴是（　　）

    A. 太渊   B. 太溪

    C. 太白   D. 太冲

    E. 太阳

3. 足少阴肾经的原穴是（　　）

4. 足太阴脾经的输穴是（　　　）

    A. 外丘　　　B. 阳陵泉

    C. 中脘　　　D. 太渊

    E. 绝骨

5. 以上哪个穴位不属于八会穴（　　　）

6. 手太阴肺经的原穴是（　　　）

    A. 合谷　　　B. 大都

    C. 京骨　　　D. 阳辅

    E. 太渊

7. 八会穴中的脉会穴是（　　　）

8. 五输穴中的输穴是（　　　）

    A. 肾经的合水穴

    B. 肾经的经金穴

    C. 肾经的荥火穴

    D. 肾经的输土穴

    E. 肾经的井木穴

9. 太溪是（　　　）

10. 涌泉是（　　　）

    A. 金　　　B. 水

    C. 木　　　D. 火

    E. 土

11. 阴经荥穴的五行配属是（　　　）

12. 阳经荥穴的五行配属是（　　　）

    A. 躯干部　　　B. 头部

    C. 肘膝以下　　D. 肘膝以上

    E. 四肢部

13. 俞、募穴分布在（　　　）

14. 八脉交会穴分布在（　　　）

    A. 3寸　　　B. 9寸

    C. 16寸　　　D. 18寸

    E. 19寸

15. 髀枢至膝中的骨度分寸为（　　　）

16. 横骨上廉至内辅骨上廉骨度分寸为（　　　）

    A. 八会穴　　　B. 络穴

    C. 郄穴　　　　D. 募穴

    E. 背俞穴

17. 分布在四肢躯干的特定穴是（　　　）

18. 分布在胸腹部的特定穴是（　　　）

    A. 井穴　　　B. 荥穴

    C. 输穴　　　D. 经穴

    E. 合穴

19. 分布在腕踝关节和肘膝关节之间的是（　　　）

20. 分布在掌指关节和腕踝关节之间的是（　　　）

    A. 咽喉病　　　B. 腹部病

    C. 背腰病　　　D. 胸部病

    E. 神志病

21. 手三阴经腧穴共同主治（　　　）

22. 足三阳经腧穴共同主治（　　　）

    A. 奇穴　　　B. 络穴

    C. 郄穴　　　D. 经穴

    E. 阿是穴

23. 有具体的位置和名称，但未归入十四经的腧穴称为（　　　）

24. 各经脉在四肢部经气深聚的特定穴是（　　　）

    A. 胃俞　　　B. 阳陵泉

    C. 中脘　　　D. 太渊

    E. 章门

25. 八会穴中的筋会是（　　　）

26. 胆经的下合穴是（　　　）

    A. 公孙、内关

    B. 委中、照海

    C. 后溪、足临泣

    D. 合谷、列缺

    E. 外关、申脉

27. 上列哪一对属于八脉交会穴配穴法（　　　）

28. 上列哪一对属于原络配穴法（　　　）

    A. 公孙　　　B. 内关

    C. 后溪　　　D. 列缺

    E. 足临泣

29．通于督脉的八脉交会穴是（　　）

30．通于阴维脉的八脉交会穴是（　　）

  A.6寸   B.9寸

  C.13寸   D.16寸

  E.18寸

31．眉心至大椎穴的骨度分寸为（　　）

32．内辅骨下廉至内踝尖的骨度分寸为（　　）

  A.骨度分寸法

  B.手指比量法

  C.固定标志定位法

  D.活动标志定位法

  E.一夫法

33．张口取耳门、听宫、听会穴运用的是（　　）

34．两眉中间取印堂运用的是（　　）

  A.1寸   B.3寸

  C.6寸   D.9寸

  E.12寸

35．"一夫法"的宽度是（　　）

36．外踝尖至足底折量为（　　）

（三）C型题

  A.输穴   B.原穴

  C.两者均是 D.两者均非

1．腕骨在特定穴中属（　　）

2．神门在特定穴中属（　　）

  A.郄穴   B.络穴

  C.两者均是 D.两者均非

3．支正穴归属于（　　）

4．阳池穴归属于（　　）

  A.八会穴   B.募穴

  C.两者均是 D.两者均非

5．中脘穴属（　　）

6．膻中穴属（　　）

  A.160   B.349

  C.两者均是 D.两者均非

7．《内经》中所记载的经穴数约为（　　）

8．《针灸大成》中所记载的经穴数约为（　　）

  A.奇穴   B.阿是穴

  C.两者均是 D.两者均非

9．以痛为腧的腧穴称为（　　）

10．有具体穴名和固定位置，并分布在十四经上的腧穴称为（　　）

  A.督脉   B.任脉

  C.两者均是 D.两者均非

11．主治中风昏迷的腧穴位于（　　）

12．主治神志病和脏腑病的腧穴位于（　　）

  A.手厥阴经 B.手少阴经

  C.两者均是 D.两者均非

13．主治心、胃病的腧穴位于（　　）

14．主治神志病的腧穴位于（　　）

  A.荥（火）穴 B.输（土）穴

  C.两者均是 D.两者均非

15．劳宫穴属于（　　）

16．大钟穴属于（　　）

  A.下合穴   B.八会穴

  C.两者均是 D.两者均非

17．阴陵泉穴属于（　　）

18．阳陵泉穴属于（　　）

  A.原穴   B.络穴

  C.两者均是 D.两者均非

19．丰隆穴属于（　　）

20．地机穴属于（　　）

  A.太冲——光明

  B.内关——照海

  C.两者均是

  D.两者均非

21．属于八脉交会配穴的是（　　）

22．属于原络配穴法的是（　　）

  A.固定标志 B.活动标志

  C.两者均是 D.两者均非

23. 腓骨小头前下方取阳陵泉用的是（　　）

24. 体表标志法指（　　）
　　A.6寸　　　　　B.9寸
　　C. 两者均是　　D. 两者均非

25. 前发际至后发际折量为（　　）

26. 腋前纹头（腋前皱襞）至肘横纹（　　）
　　A. 直指寸　　　B. 横指寸
　　C. 两者均是　　D. 两者均非

27. "一夫法"属于（　　）

28. "中指同身寸"属于（　　）
　　A. 公孙　　　　B. 后溪
　　C. 两者均是　　D. 两者均非

29. 通于督脉的八脉交会穴是（　　）

30. 属于八会穴的腧穴是（　　）
　　A. 郄穴　　　　B. 络穴
　　C. 两者均是　　D. 两者均非

31. 位于肘膝关节以下的腧穴是（　　）

32. 治疗急性病症的特定穴是（　　）
　　A. 大包　　　　　B. 公孙
　　C. 两者均是　　　D. 两者均非

33. 属于络穴的腧穴是（　　）

34. 属于脾之大络的腧穴是（　　）
　　A. 膝以下　　B. 膝以上
　　C. 两者均是　　D. 两者均非

35. 下合穴位于（　　）

36. 募穴位于（　　）

（四）K型题

1. 阿是穴在古代又称（　　）
　　①天应穴　　　②经穴
　　③不定穴　　　④奇腧

2. 位于肘膝以下的特定穴是（　　）
　　①原穴　　　　②井穴
　　③荥穴　　　　④八脉交会穴

3. 腧穴一般可分为哪几类（　　）
　　①经穴　　　　②奇穴

　　③阿是穴　　　④络穴

4. 下列各经荥穴正确的是（　　）
　　①肾经太溪　　②脾经太白
　　③胆经足临泣　④小肠经前谷

5. 下列各穴中, 应开口取之的有（　　）
　　①耳门　　　　②听宫
　　③听会　　　　④下关

6. 常用的体表标志有（　　）
　　①骨度分寸标志
　　②固定标志
　　③分寸标志
　　④活动标志

7. 分布于躯干的特定穴有（　　）
　　①背俞穴　　　②八脉交会穴
　　③募穴　　　　④下合穴

8. 十六郄穴分别归属（　　）
　　①十二经脉　　②阴阳维脉
　　③阴阳跷脉　　④督任脉

9. 督脉主治（　　）
　　①神志病　　　②中风昏迷
　　③头部病　　　④中风脱证

10. 任督脉的共同主治病症为（　　）
　　①神志病　　　②中风昏迷
　　③脏腑病　　　④中风脱证

11. 下列哪些穴属于特定穴（　　）
　　①天应穴　　　②络穴
　　③奇穴　　　　④下合穴

12. 下列哪些穴属于五输穴的内容（　　）
　　①荥穴　　　　②络穴
　　③输穴　　　　④下合穴

13. 属"土"的五输穴是（　　）
　　①神门　　　　②太冲
　　③曲池　　　　④阳陵泉

14. 属于原穴的腧穴是（　　）
　　①合谷　　　　②腕骨
　　③阳池　　　　④外丘

15. 归于郄穴的腧穴是（　　）
　　①大钟　　　②养老
　　③光明　　　④地机

16. 属于原络配穴法的是（　　）
　　①太渊——偏历
　　②冲阳——公孙
　　③大陵——外关
　　④太溪——光明

17. 属于八脉交会穴配穴法的是
（　　）
　　①公孙、内关　　②列缺、合谷
　　③外关、足临泣　④委中、照海

18. 络穴的组成来自（　　）
　　①十二经脉　　　②任脉
　　③督脉　　　　　④脾之大络

19. 手三阳经的共同主治病症为
（　　）
　　①眼病　　　②咽喉病
　　③热病　　　④耳病

20. 阳陵泉属于什么特定穴（　　）
　　①郄穴之一　　②八会穴之一
　　③络穴之一　　④下合穴之一

21. 太溪属于什么特定穴（　　）
　　①原穴　　　②八会穴
　　③输穴　　　④郄穴

22. 下面所列络穴哪些是错误的
（　　）
　　①膀胱经——飞扬
　　②胆经——光明
　　③脾经——公孙
　　④三焦经——支正

23. 足三阳经腧穴主治病证相同的是
（　　）
　　①神志病　　②咽喉病
　　③热病　　　④耳病

24. 下面的骨度分寸哪些是错误的
（　　）
　　①前发际至后发际12寸

②膝中至外踝高点13寸
③两肩胛骨内侧缘之间6寸
④天突至歧骨（胸剑联合）6寸

25. 不属于八会穴的穴位是（　　）
　　①膻中　　　②膈俞
　　③绝骨　　　④中极

26. 下列穴位哪些不是络穴（　　）
　　①太冲　　　②公孙
　　③腕骨　　　④外关

27. 足少阴肾经腧穴主治病证为
（　　）
　　①前阴病　　　②咽喉病
　　③肺病　　　　④肾病

28. 下列穴位哪些不是原穴（　　）
　　①大陵　　　②公孙
　　③太白　　　④大钟

29. 下列穴位哪些不是郄穴（　　）
　　①冲阳　　　②跗阳
　　③阳池　　　④阳交

30. 能治疗脏腑病的特定穴有（　　）
　　①背俞穴　　②原穴
　　③募穴　　　④八脉交会穴

31. 近掌指关节或跖趾关节附近的五输
穴有（　　）
　　①井穴　　　②荥穴
　　③合穴　　　④输穴

32. 五行配属"水"的五输穴是
（　　）
　　①尺泽　　　②阴谷
　　③液门　　　④二间

33. 下列哪些腧穴为八会穴（　　）
　　①膻中　　　②中脘
　　③膈俞　　　④期门

34. 以下哪些腧穴不属于八脉交会穴
（　　）
　　①内关　　　②大钟
　　③照海　　　④绝骨

（五）X 型题

1. 属于原穴的是（　　）
　　A. 太白　　B. 太冲
　　C. 太溪　　D. 太乙　　E. 太渊

2. 各经荥穴正确的是（　　）
　　A. 肾经太溪
　　B. 脾经大都
　　C. 胆经足临泣
　　D. 三焦经液门
　　E. 小肠经前谷

3. 腧穴的基本定位方法有（　　）
　　A. 骨度分寸法
　　B. 体表标志法
　　C. 手指比量法
　　D. 解剖定位法
　　E. 经验取穴法

4. 下列穴位除……外皆是荥穴（　　）
　　A. 鱼际　　　　B. 涌泉
　　C. 少府　　　　D. 二间
　　E. 陷谷

5. 下列穴位除……外均是郄穴（　　）
　　A. 鱼际　　　　B. 劳宫
　　C. 孔最　　　　D. 会宗
　　E. 地机

6. 腧穴在《内经》中又称（　　）
　　A. 节　　　　B. 会
　　C. 骨空　　　D. 天应穴
　　E. 气穴

7. 足三阳经腧穴主治病证相同的是（　　）
　　A. 眼病　　　　B. 咽喉病
　　C. 神志病　　　D. 热病
　　E. 妇科病

8. 下列概念正确者是（　　）
　　A. 交会穴即两经相交的腧穴
　　B. 郄穴是各经经气深聚的部位
　　C. 募穴是各经经气汇集在四肢部的腧穴

D. 背俞穴是脏腑经气输注于背腰部的腧穴
E. 八会穴是奇经八脉与十二经脉之气相交会的八个腧穴

9. 根据常用骨度分寸法，下列哪几项之间相距均为 12 寸（　　）
　　A. 前发际至后发际
　　B. 耳后两完骨之间
　　C. 肘横纹至腕横纹
　　D. 臀横纹至膝中
　　E. 髀枢至膝中

10. 根据常用骨度分寸法，下列哪几项之间相距均为 9 寸（　　）
　　A. 耳后两完骨之间
　　B. 歧骨至脐中
　　C. 天突至歧骨
　　D. 两乳头之间
　　E. 前额两发角之间

11. 下列各经合穴正确的是（　　）
　　A. 心包经尺泽　　B. 脾经阴陵泉
　　C. 胆经阳陵泉　　D. 小肠经少海
　　E. 肝经曲泉

12. 分布于躯干的特定穴有（　　）
　　A. 募穴　　　　B. 输穴
　　C. 郄穴　　　　D. 下合穴
　　E. 背俞穴

13. 任脉经穴主治（　　）
　　A. 神志病　　　B. 下焦病
　　C. 虚寒　　　　D. 中风昏迷
　　E. 中风脱证

14. 下列哪些穴属于特定穴（　　）
　　A. 络穴　　　　B. 奇穴
　　C. 下合穴　　　D. 郄穴
　　E. 阿是穴

15. 属 "土" 的五输穴是（　　）
　　A. 阳陵泉　　　B. 足三里
　　C. 曲泽　　　　D. 曲池
　　E. 神门

16. 属于原络配穴法的是（　　）
    A. 合谷——列缺
    B. 太渊——偏历
    C. 太溪——飞扬
    D. 大陵——外关
    E. 冲阳——公孙

17. 归于郄穴的腧穴是（　　）
    A. 地机　　　B. 水泉
    C. 养老　　　D. 大钟
    E. 光明

18. 属于原穴的腧穴是（　　）
    A. 合谷　　　B. 外丘
    C. 腕骨　　　D. 阳池
    E. 大包

19. 手三阳经的共同主治病症为
（　　）
    A. 咽喉病　　B. 热病
    C. 眼病　　　D. 神志病
    E. 耳病

20. 下面所列络穴哪些是错误的
（　　）
    A. 膀胱经——飞扬
    B. 胆经——绝骨
    C. 脾经——公孙
    D. 三焦经——支正
    E. 督脉——鸠尾

21. 足太阳经腧穴主治病证为（　　）
    A. 神志病　　　B. 咽喉病
    C. 热病　　　　D. 眼病
    E. 耳病

22. 下列穴位哪些不是募穴（　　）
    A. 日月　　B. 阳陵泉
    C. 气海　　D. 关元
    E. 上脘

23. 下列哪些是原穴（　　）
    A. 大陵　　　B. 京骨
    C. 大钟　　　D. 光明
    E. 外关

24. 多分布在肘膝关节以下的特定穴有
（　　）
    A. 下合穴　　　B. 八会穴
    C. 五输穴　　　D. 郄穴
    E. 原穴

25. 下列穴位哪些是郄穴（　　）
    A. 冲阳　　　B. 跗阳
    C. 阳池　　　D. 阳交
    E. 阴郄

26. 以下哪些腧穴属于八脉交会穴
（　　）
    A. 绝骨　　　B. 足临泣
    C. 照海　　　D. 大钟
    E. 内关

27. 腧穴可分为哪几类（　　）
    A. 十四经穴　　B. 十二经穴
    C. 特定穴　　　D. 阿是穴
    E. 奇穴

28. 下面的骨度分寸哪几项是正确的
（　　）
    A. 前发际至大椎 12 寸
    B. 两乳头之间 8 寸
    C. 膝中至外踝高点 16 寸
    D. 两肩胛骨内侧缘之间 6 寸
    E. 天突至歧骨（胸剑联合）9 寸

29. 下列哪些穴属于下合穴（　　）
    A. 下巨虚　　　B. 丰隆
    C. 委中　　　　D. 委阳
    E. 阴陵泉

30. 常用手指比量法有（　　）
    A. 中指同身寸
    B. 无名指同身寸法
    C. 拇指横寸
    D. 一夫法
    E. 骨度分寸法

31. 以下八脉交会配穴正确的是
（　　）
    A. 后溪——申脉

B. 列缺——照海

C. 列缺——申脉

D. 外关——足临泣

E. 后溪——照海

32. 属于俞募配穴法的是（　　　）

A. 肾俞——京门

B. 肝俞——章门

C. 心俞——巨阙

D. 胆俞——日月

E. 三焦俞——石门

33. 下列穴位哪些是五输穴的"输"穴（　　　）

A. 后溪　　　B. 中渚

C. 支沟　　　D. 神门

E. 太冲

34. 下列穴位哪些是募穴（　　　）

A. 石门　　　B. 梁门

C. 章门　　　D. 期门

E. 京门

二、填空题

1. 腧穴是脏腑经络气血输注于躯体外部的特殊部位，也是疾病的_____和针灸等治法的_____。

2. 腧穴一般可分为_____、_____、_____三类。

3. 腧穴的治疗作用主要有_____、_____、_____三方面。

4. 《灵枢·九针十二原》在解释五输穴含义时指出"所出为_____、所溜为_____、所注为_____、所行为_____、所入为_____"。

5. 胃的背俞穴为_____，募穴为_____。

6. 阴经郄穴多治_____，阳经郄穴多治_____。

7. 八脉交会穴中，公孙从足太阴脾经入腹，与_____相通；内关从手厥阴心包

经入胸，与_____相通；公孙配内关能共同治疗_____部病症。

8. 下合穴，即六腑下合穴，是六腑之气下合于_____的六个腧穴。

9. 臀横纹至膝中，可作_____寸折量。

10. 脐中至横骨上廉（耻骨联合上缘）的骨度折量为_____寸。

三、名词解释

1. 腧穴

2. 经穴

3. 阿是穴

4. 背俞穴

5. 郄穴

6. 中指同身寸

四、问答题

1. 腧穴的治疗作用，并简单举例说明。

2. 试述腧穴的分类及各类腧穴的特点。

3. 何谓腧穴？腧穴与经络的关系如何？

4. 何为五输穴？其名称有何含义？

答案

一、选择题

（一）A 型题

1. E	2. A	3. B	4. B	5. D
6. D	7. E	8. C	9. E	10. A
11. C	12. B	13. B	14. D	15. D
16. C	17. B	18. C	19. C	20. D
21. C	22. D	23. D	24. E	25. D
26. C	27. D	28. D	29. B	30. C
31. D	32. D	33. C	34. B	35. B
36. D	37. A	38. E	39. D	40. E

答案分析

7. E

前发际至后发际为 12 寸，眉心至前发际 3 寸，如前发际不明，从眉心至后发际可作 15 寸。

16.C

八会穴中，筋会阳陵泉，而足少阳胆经的合穴，即下合穴也是阳陵泉。

26.D

所列的特定穴中，八脉交会穴、五输穴、络穴、原穴都位于肘、膝关节以下，而八会穴中并非每一个穴都位于肘膝以下，如中脘、章门、膈俞等穴就位于躯干部。

39.D

大陵是心包经的原穴，通里是心经的原穴，两穴之间没有表里原络配合的关系。

（二）B 型题

1.B	2.C	3.B	4.C	5.A
6.D	7.E	8.E	9.D	10.E
11.D	12.B	13.A	14.C	15.E
16.D	17.A	18.D	19.D	20.C
21.D	22.E	23.A	24.C	25.B
26.B	27.A	28.D	29.C	30.B
31.E	32.C	33.D	34.C	35.B
36.B

答案分析

11.D、12.B

五输穴与五行配属中，阴经荥穴的五行配属是火，阳经荥穴的五行配属是水。

17.A

络穴、郄穴分布在四肢，募穴、背俞穴分布在躯干部。八会穴中有的腧穴，如太渊、阳陵泉等位于四肢；而有些腧穴如中脘、章门、膈俞等穴就位于躯干部。

28.D

合谷是手阳明大肠经的原穴，列缺是手太阴肺经的络穴，两穴配合属于八脉交会穴配穴法。

（三）C 型题

| 1.B | 2.C | 3.B | 4.D | 5.C |

6.C	7.A	8.D	9.B	10.D
11.A	12.C	13.A	14.C	15.A
16.D	17.D	18.C	19.B	20.D
21.D	22.A	23.A	24.C	25.D
26.B	27.B	28.A	29.B	30.D
31.D	32.A	33.C	34.A	35.A
36.D

答案分析

8.D

《内经》中所记载的经穴数约为 160，《针灸甲乙经》中所记载的经穴数为 349，而《针灸大成》中所记载的经穴数为 359。

14.C

心主神志，心包为心之外卫，手厥阴经和手少阴经经穴都能主治神志病。

（四）K 型题

1.B	2.E	3.A	4.D	5.A
6.C	7.B	8.A	9.A	10.B
11.C	12.B	13.E	14.A	15.C
16.A	17.B	18.E	19.A	20.C
21.B	22.D	23.B	24.C	25.D
26.B	27.E	28.C	29.B	30.A
31.C	32.E	33.A	34.C

答案分析

5.A

耳门、听会、听宫三穴均位于耳屏与下颌骨髁状突之间，张口时凹陷出现而可取穴；下关位于髁状突之前凹陷中，张口时髁状突前移，凹陷消失，无法取穴，应闭口取穴。

13.E

神门、太冲是阴经中属"土"的五输穴，曲池、阳陵泉是阳经中属"土"的五输穴。

21.B

阴经五脏之原穴，即是五输穴中的输穴，所谓"阴经之输并于原"（《图翼》），或说成是"以输为原"。太溪是肾经的原穴，也是肾经五输穴中输穴。

30.A

背俞穴、募穴位于躯干部，能治疗相应脏腑病，而原穴是脏腑原气留止的部位，也能治疗相应的脏腑病。

32.E

尺泽、阴谷是阴经中属"水"的五输穴，液门、二间是阳经中属"水"的五输穴。

（五）X型题

1.ABCE	2.BDE	3.ABC	4.BE
5.AB	6.ABCE	7.CD	8.BD
9.AC	10.ACE	11.BCE	12.AE
13.ABCE	14.ACD	15.ABE	16.ABCDE
17.ABC	18.ACD	19.ABC	20.BDE
21.ACD	22.BCE	23.AB	24.ACDE
25.BDE	26.BCE	27.ADE	28.BCDE
29.ACD	30.ACD	31.ABD	32.ACDE
33.ABDE	34.ACDE		

答案分析

8.BD

交会穴是指两经或数经相交会合的腧穴，不单单指两经交会；募穴是指脏腑之气结聚于胸腹部的腧穴；奇经八脉与十二经脉之气相通的八个腧穴被称作八脉交会穴，而不是八会穴。

15.ABE

阳陵泉、曲池是阳经中属"土"的五输穴，神门穴是阴经中属"土"的五输穴。

24.ACDE

下合穴、五输穴、郄穴、原穴多分布在肘膝关节以下，而八会穴中并非每一个穴都位于肘膝以下，如中脘、章门、膈俞等穴就位于躯干部。

33.ABDE

后溪、中渚是阳经五输穴中的"输"穴，神门、太冲是阴经五输穴中的"输"穴。

二、填空题

1.反应点，刺激点。

2.经穴、奇穴、阿是穴。

3.邻近作用、远道作用、整体作用。

4.井、荥、输、经、合。

5.胃俞，中脘。

6.血证，急性疼痛。

7.冲脉；阴维脉；胃心胸。

8.足三阳经。

9.14。

10.5。

三、名词解释

1.腧穴：是脏腑经络气血输注于躯体外部的特殊部位，也是疾病的反应点和针灸等治法的刺激点。

2.经穴：凡归属于十二经脉和任、督脉，即十四经的腧穴，称为经穴。经穴均有具体的穴名和固定的位置，分布在十四经循行路线上，有明确的针灸主治证。

3.阿是穴：阿是穴又称天应穴、不定穴，是按压痛点取穴。这类腧穴既无具体位置，又无固定位置，而是以压痛或其它反应点作为刺灸的部位。

4.背俞穴：是指五脏六腑之气输注于背腰部的腧穴。背俞穴都分布在足太阳膀胱经的第一侧线上，大体上依脏腑位置而上下排列。背俞穴在临床上主要是用以诊察和治疗与其相应的脏腑病变。

5.郄穴：是各经脉在四肢部经气深聚的部位，大多分布在四肢肘膝关节以下。十二经脉各有一个郄穴，阴阳跷脉及阴阳维脉也各有一个郄穴，合而为十六郄穴。临床上郄穴多用于治疗本经循行部位及所属脏腑的急性病证。

6.中指同身寸：是手指比量法的一种，是以患者的中指屈曲时中节内侧两端纹头之间的距离为 1 寸，可用于小腿部和下腹部的直量。

四、问答题

1.答：腧穴的治疗作用主要有以下三个方面：

（1）邻近作用：即腧穴都能治疗其所在部位及邻近部位的病症，如胃部的中脘、建里、梁门等穴，均能治疗胃病。

（2）远道作用：经穴，尤其是十二经脉在四肢肘、膝关节以下的腧穴不仅能主治局部病症，而且能治本经循行所到达的远隔部位的病症，如合谷穴不仅能治上肢病症，而且能治颈部和头面部病症。

（3）整体作用：临床实践证明，针灸某些腧穴，可起到整体性的调治作用，如泄泻时，针刺天枢能止泻；便秘时针刺该穴能通便。有些腧穴还能调治全身性的病症，如合谷、曲池、大椎等可治外感发热。

2.答：腧穴一般可分为三类：

（1）经穴：凡归属于十二经脉和任、督脉，即十四经的腧穴，称为经穴。经穴均有具体的穴名和固定的位置，分布在十四经循行路线上，有明确的针灸主治证。

（2）奇穴：凡未归入十四经穴范围，而有具体的位置和名称的经验效穴，统称"经外奇穴"，简称奇穴。这类腧穴的主治范围比较单一，多数对某些病症有特殊疗效。

（3）阿是穴：又称天应穴、不定穴，是按压痛点取穴。这类腧穴既无具体位置，又无固定位置，而是以压痛或其他反应点作为刺灸的部位。

3.答：腧穴是脏腑经络气血输注于躯体外部的特殊部位，也是疾病的反应点和针灸等治法的刺激点。

腧穴与经络有密切关系：腧穴归于经络，经络属于脏腑，故腧穴与脏腑脉气相通。腧穴－经络－脏腑之间密切相关。如果在体表的穴位上施以针或灸，就能够治疗相应经络或脏腑的病症，而脏腑的病变也可以从经络反应到相应的腧穴。

4.答：十二经脉在肘膝关节以下各有称为井、荥、输、经、合的五个腧穴，合称"五输穴"。是按经气的由小到大，由浅而深所作的排列。故称"所出为井、所溜为荥、所注为输、所行为经、所入为合"。

古人把经气运行过程用自然界的水流由小到大，由浅入深的变化来形容，把五输穴按井、荥、输、经、合的顺序，从四肢末端向肘、膝方向依次排列。"井"穴多位于手足之端，喻作水的源头，是经气所出的部位，即"所出为井"。"荥"穴多位于掌指或跖趾关节之前，喻作水流尚微，萦迂未成大流，是经气流行的部位，即"所溜为荥"。"输"穴多位于掌指或跖趾关节之后，喻作水流由小而大，由浅注深，是经气渐盛，由此注彼的部位，即"所注为输"。"经"穴多位于腕踝关节以上，喻作水流变大，畅通无阻，是经气正盛运行经过的部位，即"所行为经"。"合"穴位于肘膝关节附近，喻作江河水流汇入湖海，是经气由此深入，进而会合于脏腑的部位，即"所入为合"。因此古人分别将这五个穴位命名为"井，荥，输，经，合"。

第四章　手太阴经络与腧穴

习题

一、选择题

（一）A 型题

1. 手太阴肺经起于（　　）
   A. 肺
   B. 肺脏
   C. 拇指桡侧指甲缘
   D. 拇指桡侧指甲根部
   E. 中焦

2. 手太阴肺经在臑内行于（　　）
   A. 少阴心主之前
   B. 少阴心主之间
   C. 少阴心主之后
   D. 少阴心主之内
   E. 少阴心主之外

3. 手太阴支脉直出次指（　　）
   A. 前缘　　B. 后缘
   C. 内廉　　D. 外廉
   E. 以上都不是

4. 手太阴之别名曰（　　）
   A. 通里　　B. 列缺
   C. 内关　　D. 太渊
   E. 以上都不是

5. 手太阴肺经发生的"厥"为（　　）
   A. 骨厥　　B. 骭厥
   C. 踝厥　　D. 臂厥
   E. 阳厥

6. 肺经的募穴为（　　）
   A. 侠白　　B. 天府
   C. 中府　　D. 云门
   E. 太渊

7. 肺经的郄穴为（　　）
   A. 尺泽　　B. 鱼际
   C. 中府　　D. 孔最
   E. 以上都不是

8. 手太阴肺经在上肢的循行路线是（　　）
   A. 上肢内侧前廉
   B. 上肢内侧后廉
   C. 上肢外侧前廉
   D. 上肢内侧中行
   E. 上肢外侧后廉

9. 肺经的原穴为（　　）
   A. 中府　　B. 太渊
   C. 鱼际　　D. 少商
   E. 列缺

10. 肺经的荥穴为（　　）
    A. 中府　　B. 太渊
    C. 鱼际　　D. 少商
    E. 列缺

11. 肘横纹中，肱二头肌腱桡侧缘的是（　　）
    A. 天井　　B. 曲泽
    C. 尺泽　　D. 曲池
    E. 列缺

12. 针刺时应注意避开血管的是（　　）
    A. 列缺　　B. 合谷
    C. 血海　　D. 太渊
    E. 鱼际

13. 不属于手太阴的腧穴是（　　）
    A. 鱼际　　B. 侠白
    C. 阳白　　D. 少商
    E. 云门

14. 天府穴所在经脉的经穴是（　　）

A. 列缺　　B. 鱼际

C. 尺泽　　D. 太渊

E. 经渠

15. 云门穴所在经脉的合穴是（　　）

A. 列缺　　B. 鱼际

C. 尺泽　　D. 太渊

E. 经渠

16. 属于手太阴经的腧穴是（　　）

A. 少泽　　B. 少冲

C. 少商　　D. 少海

E. 小海

17. 与侠白位置最近的本经腧穴是
（　　）

A. 中府　　B. 天府

C. 太渊　　D. 列缺

E. 鱼际

18. 不宜直刺的是（　　）

A. 侠白　　B. 鱼际

C. 尺泽　　D. 太渊

E. 中府

（二）B 型题

A. 鱼际　　B. 中府

C. 少商　　D. 太渊

E. 侠白

1. 八会穴中的脉会穴是（　　）

2. 五输穴中的输穴是（　　）

A. "出于然谷之下"

B. "上出两指之间、循手表腕"

C. "连目系，上出额"

D. "下络大肠"

E. "入走肺，散之大肠"

3. 手太阴经脉的循行是（　　）

4. 手太阴经别的循行是（　　）

A. 肺经的合穴

B. 肺经的经穴

C. 肺经的荥穴

D. 肺经的输穴

E. 肺经的井穴

5. 经渠是（　　）

6. 尺泽是（　　）

A. 小便遗数　B. 小便数而欠

C. 小便清长　D. 大便秘结

E. 便溏

7. 手太阴经脉的病候是（　　）

8. 手太阴络脉的病候是（　　）

A. 金　　B. 水　　C. 木

D. 火　　E. 土

9. 肺经荥穴的五行配属是（　　）

10. 肺经合穴的五行配属是（　　）

A. 小便数而欠

B. 手锐掌热

C. 小便遗数

D. 息贲

E. 溺色变

11. 属于手太阴经脉"气盛有余"的病
候是（　　）

12. 属于手太阴经脉"气虚"的病候是
（　　）

A. 向上斜刺 0.3~0.5 寸

B. 向外斜刺或平刺 0.5~0.8 寸

C. 浅刺 0.1~0.2 寸

D. 点刺出血

E. 原则上不针刺

13. 中府穴正确的操作方法是（　　）

14. 列缺穴正确的操作方法是（　　）

A. 不宜直刺　　B. 避开颈动脉

C. 避开颈静脉　D. 避开主动脉

E. 避开桡动脉

15. 太渊穴操作时应注意（　　）

16. 中府穴操作时应注意（　　）

（三）C 型题

A. 鼻　　B. 大肠

C. 两者均是　D. 两者均非

1. 手阳明经脉联系（　　）

2. 手太阴经脉联系（　　）

A. 输穴　　B. 原穴

C. 两者均是　　D. 两者均非

3. 列缺在特定穴中属（　　）

4. 中府在特定穴中属（　　）

A. 不宜深刺　B. 不宜点刺

C. 两者均是　D. 两者均非

5. 孔最穴（　　）

6. 中府穴（　　）

A. 络穴　　　B. 八脉交会穴

C. 两者均是　D. 两者均非

7. 太渊属（　　）

8. 列缺属（　　）

A. 循喉咙　　B. 直入掌中

C. 两者均是　D. 两者均非

9. 手太阴络脉循行（　　）

10. 手太阴经别循行（　　）

A. 不宜瘢痕灸　B. 避开桡动脉

C. 两者均是　　D. 两者均非

11. 孔最穴（　　）

12. 经渠穴（　　）

A. "交两手而瞀"

B. "膨膨而喘咳"

C. 两者均是

D. 两者均非

13. 手太阴经脉病候（　　）

14. 手太阴络脉病候（　　）

A. 肩背痛　　B. 缺盆中痛

C. 两者均是　　D. 两者均非

15. 手太阴经脉"是动所生病"（　　）

16. 手太阴经脉"是主所生病"（　　）

（四）K 型题

1. 奇经八脉中的冲脉又称作（　　）

①气海　　　　②血海

③阴脉之海　　④十二经之海

2. 阿是穴在古代又称（　　）

①天应穴　　　②不定穴

③以痛为输　　④奇腧

3. 郄穴首见于（　　）

①《黄帝内经》　②《枕中灸刺经》

③《脉经》　　　④《甲乙经》

4. 下列各经荥穴正确的是（　　）

①肾经太溪　　②脾经太白

③胆经足临泣　④小肠经前谷

5. 下列腧穴定位正确者是（　　）

①支沟距阳池 3 寸，距会宗 1 寸

②郄门距大陵 5 寸，距曲泽 7 寸

③中极距关元 1 寸，距归来 2 寸

④偏历距阳溪 3 寸，距温溜 3 寸

6. 足阳明胃经循行（　　）

①起于目眶下

②入上齿中

③却循颐后上廉，出大迎

④挟口环唇

7. 下列经脉连系目系的是（　　）

①足厥阴肝经　②足少阳胆经

③手少阴心经　④足阳明胃经

8. 入耳中的经脉是（　　）

①足阳明胃　　②足少阳胆

③手阳明大肠　④手太阳小肠

9. 下列各穴中，属于胃经的是（　　）

①阳关　　　②丰隆

③阳陵泉　　④梁丘

10. 下列各穴中，应开口取之的有
（　　）

①耳门　　　②听宫

③听会　　　④下关

（五）X 型题

1. 位于第 4 肋间隙的穴位有（　　）

A. 期门　　B. 神封　　C. 天池

D. 天溪　　E. 乳中

2. 下列穴位除……外皆是荥穴（　　）

A. 鱼际　　B. 涌泉　　C. 少府

D. 劳宫　　E. 陷谷

3. 下列不属足阳明胃经的穴位是
（　　）

A. 上关　　B. 归来　　C. 天枢

D. 大横　　E. 扶突

4. 后正中线旁开 3 寸的穴位有（　　）
    A. 魂门　　B. 神道　　C. 神堂
    D. 大杼　　E. 秩边

5. 《灵枢·经脉》中足少阴经脉的循行是（　　）
    A. 起于足心
    B. 邪走足心
    C. 起于然谷之下
    D. 出于然骨之下
    E. 入肺中

6. 小肠经的病候是（　　）
    A. 目黄　　B. 水肿　　C. 口喝
    D. 颊肿　　E. 臂厥

7. 下列穴位除……外均是郄穴（　　）
    A. 鱼际　　B. 劳宫　　C. 孔最
    D. 会宗　　E. 地机

8. 入发际 0.5 寸的穴位是（　　）
    A. 上星　　B. 眉冲　　C. 本神
    D. 神庭　　E. 正营

9. 足厥阴经脉联系的器官是（　　）
    A. 舌本　　B. 目系　　C. 唇
    D. 阴器　　E. 上齿

10. 属于胆经的穴位是（　　）
    A. 章门　　B. 箕门　　C. 浮白
    D. 阳白　　E. 太白

二、填空题

1. 手太阴之别，名曰＿＿＿＿。起于
＿＿＿＿间，并＿＿＿＿之经，直入
＿＿＿＿，散入于＿＿＿＿。

2. 手太阴肺经循行"从肺系，
＿＿＿＿腋下，下循＿＿＿＿内"。

3. 手太阴肺经"其支者从＿＿＿＿后，
直出＿＿＿＿内廉，出其＿＿＿＿。"

4. 位于前臂的手太阴经穴依次为太渊、
＿＿＿＿、＿＿＿＿、＿＿＿＿、尺泽。

5. 手太阴肺经之五输穴为＿＿＿＿、
＿＿＿＿、＿＿＿＿、＿＿＿＿、

_____。

三、名词解释

1. 支转筋痛
2. 息贲
3. 分间

四、问答题

1. 试述《灵枢·经脉》中手太阴肺经循行原文。
2. 试述手太阴肺经中的特定穴有哪些？

 答案

（一）A 型题
1. E　2. A　3. C　4. B　5. D
6. C　7. D　8. A　9. B　10. C
11. C　12. D　13. C　14. E　15. C
16. C　17. B　18. E

（二）B 型题
1. D　2. D　3. D　4. E　5. B
6. A　7. B　8. A　9. D　10. B
11. A　12. E　13. B　14. A　15. E
16. A

（三）C 型题
1. C　2. B　3. D　4. D　5. D
6. A　7. B　8. C　9. B　10. A
11. D　12. C　13. C　14. D　15. B
16. A

（四）K 型题
1. C　2. A　3. D　4. D　5. E
6. C　7. B　8. C　9. C　10. A

（五）X 型题
1. BCDE　2. BE　3. ADE　4. ACE
5. BDE　6. AD　7. AB　8. BCD
9. BCD　10. CD

二、填空题

1. 列缺。腕上分，太阴，掌中，鱼际。
2. 横出，臑。
3. 腕，次指，端。
4. 列缺、经渠、孔最。
5. 少商、鱼际、太渊、经渠、尺泽。

三、名词解释

1. 支转筋痛：支，支撑、牵拉不适；转筋，肌肉拘紧痉挛。
2. 息贲：贲，音奔。息贲，古病名，为五积之一，属肺之积。主要症状为胁下有积块而气逆上奔。
3. 分间：分，分肉，即分肉之间。

四、问答题

1. 答：肺手太阴之脉，起于中焦，下络大肠，还循胃口，上膈属肺。从肺系，横出腋下，下循臑内，行少阴、心主之前，下肘中，循臂内上骨下廉，入寸口，上循鱼际，出大指之端。其支者，从腕后，直出次指内廉，出其端。

2. 答：①五输穴：少商（井穴）、鱼际（荥穴）、太渊（输穴）、经渠（经穴）、尺泽（合穴）；②八会穴（脉会）：太渊；③肺募穴：中府；④肺郄穴：孔最；⑤肺络穴：列缺；⑥八脉交会穴（通任脉）：列缺；⑦肺原穴：太渊。

第五章　手阳明经络与腧穴

习题

一、选择题

（一）A型题

1. 手阳明大肠经起于（　　）
   - A. 大指小指之端
   - B. 小指大指之端
   - C. 大指次指之端
   - D. 次指大指之端
   - E. 以上均非

2. 手阳明经脉在上臂（　　）
   - A. 上臑外前廉
   - B. 入肘外廉
   - C. 下肘中
   - D. 行少阴、心主之前
   - E. 以上均非

3. 手阳明主（　　）
   - A. 津所生病　B. 骨所生病
   - C. 气所生病　D. 脉所生病
   - E. 以上均非

4. 手阳明经的病候是（　　）
   - A. 目黄
   - B. 小便数而欠
   - C. 风寒汗出中风
   - D. 少气不足以息
   - E. 溺色变

5. 手阳明络脉的病候是（　　）
   - A. 骱龋
   - B. 口干
   - C. 肩前臑痛
   - D. 大指次指痛不用
   - E. 痹膈

6. 不属于手阳明经脉病候的是（　　）
   - A. 颈肿　B. 齿痛　C. 齿寒
   - D. 骱龋　E. 口干

7. 不属于手阳明络脉病候的是（　　）
   - A. 转筋　B. 聋　C. 痹膈
   - D. 龋　E. 喉痹

8. 不属于手阳明经"是主"病候的是（　　）
   - A. 目黄
   - B. 大指次指痛不用
   - C. 口干
   - D. 颈肿
   - E. 肩前臑痛

9. 属于手阳明经"是动"病候的是（　　）
   - A. 颈肿
   - B. 大指次指痛不用
   - C. 寒栗不复
   - D. 脉所过者热肿
   - E. 龋

10. 属于手阳明经"是主"病候的是（　　）
    - A. 肩前臑痛　　B. 龋
    - C. 聋　　　　　D. 颈肿
    - E. 齿痛

11. 属于手阳明经"是主"病候的是（　　）
    - A. 聋　B. 痹膈　C. 喉痹
    - D. 齿寒　E. 龋

12. 手阳明经的合穴是（　　）
    - A. 天井　B. 小海　C. 曲池
    - D. 委中　E. 足三里

13. 手阳明经的输穴是（　　）
    - A. 三间　B. 后溪　C. 中渚

D. 陷谷　　E. 束骨

14. 手阳明经的荥穴是（　　）
    A. 通谷　　B. 前谷　　C. 液门
    D. 二间　　E. 内庭

15. 手阳明经的原穴是（　　）
    A. 阳池　　B. 大陵　　C. 腕骨
    D. 神门　　E. 合谷

16. 手阳明经的络穴是（　　）
    A. 内关　　B. 外关　　C. 偏历
    D. 支正　　E. 通里

17. 手阳明经的郄穴是（　　）
    A. 温溜　　B. 会宗　　C. 养老
    D. 梁丘　　E. 外丘

18. 手阳明经的末位穴是（　　）
    A. 商阳　　B. 口禾髎　　C. 天鼎
    D. 扶突　　E. 迎香

19. 手阳明经的首位穴是（　　）
    A. 商阳　　B. 口禾髎　　C. 天鼎
    D. 扶突　　E. 迎香

20. 在食指本节前桡侧凹陷处的腧穴是
（　　）
    A. 二间　　B. 三间　　C. 合谷
    D. 商阳　　E. 鱼际

21. 在食指本节后桡侧凹陷处的腧穴是
（　　）
    A. 二间　　B. 三间　　C. 合谷
    D. 商阳　　E. 鱼际

22. 在鼻翼外缘中点旁，当鼻唇沟中的
腧穴是（　　）
    A. 地仓　　B. 口禾髎　　C. 天鼎
    D. 扶突　　E. 迎香

23. 在腕背横纹桡侧，手拇指向上翘起
时，当拇长伸肌腱与拇短伸肌腱之间的凹陷
中的腧穴是（　　）
    A. 阳溪　　B. 阳池　　C. 阳白
    D. 阳关　　E. 阳交

24. 在手食指末节桡侧，距指甲角 0.1
寸的腧穴是（　　）

A. 少商　　B. 商阳　　C. 中冲
D. 少冲　　E. 少泽

25. 在前臂背面桡侧，当阳溪与曲池的
连线上，腕横纹上 5 寸的腧穴是（　　）
    A. 偏历　　B. 下廉　　C. 手三里
    D. 温溜　　E. 上廉

26. 在前臂背面桡侧，当阳溪与曲池的
连线上，肘横纹下 3 寸的腧穴是（　　）
    A. 偏历　　B. 下廉　　C. 手三里
    D. 温溜　　E. 上廉

27. 第 1、2 掌骨间，平第二掌骨桡侧
的中点处的腧穴是（　　）
    A. 合谷　　B. 三间　　C. 二间
    D. 中渚　　E. 液门

28. 在前臂背面桡侧，当阳溪与曲池的
连线上，肘横纹下 2 寸的腧穴是（　　）
    A. 偏历　　B. 下廉　　C. 手三里
    D. 温溜　　E. 上廉

29. 在肘横纹外侧端，屈肘，当尺泽与
肱骨外上髁连线中点的腧穴是（　　）
    A. 曲泽　　B. 曲池　　C. 小海
    D. 天井　　E. 少海

30. 在颈外侧部，结喉旁，当胸锁乳突
肌的前、后缘之间的腧穴是（　　）
    A. 天鼎　　B. 扶突　　C. 巨骨
    D. 人迎　　E. 水突

31. "四总穴歌"涉及本经的腧穴是
（　　）
    A. 足三里　　B. 委中　　C. 列缺
    D. 合谷　　E. 三阴交

32. 不宜深刺的是（　　）
    A. 手五里　　　B. 手三里
    C. 温溜　　　　D. 肩髃
    E. 扶突

33. 当自然垂臂时在臂外侧，三角肌止
点处的腧穴是（　　）
    A. 肩髃　　　　B. 臑会
    C. 肩髎　　　　D. 肩贞

E. 臂臑

34. 孕妇慎用的是（　　）

  A. 肩髎　　　B. 合谷

  C. 列缺　　　D. 臂臑

  E. 扶突

35. 不宜直刺的是（　　）

  A. 迎香　　　B. 扶突

  C. 肩髃　　　D. 手三里

  E. 温溜

（二）B型题

  A. 合谷　　　B. 三间

  C. 手三里　　D. 手五里

  E. 阳辅

1. 手阳明的原穴是（　　）

2. 五输穴中的输穴是（　　）

  A. 循臂上廉，入肘外廉

  B. 上循臂，乘肩髃

  C. 上循喉咙，出缺盆

  D. 别于肩髃，入柱骨

  E. 上循臂，上结于肘外

3. 手阳明经脉的循行是（　　）

4. 手阳明络脉的循行是（　　）

  A. 去腕三寸，别走太阴

  B. 上循臂，上结于肘外

  C. 从缺盆上颈，贯颊

  D. 上曲颊偏齿

  E. 别于肩髃，入柱骨

5. 手阳明经脉的循行是（　　）

6. 手阳明经别的循行是（　　）

  A. 所过者支痛及转筋

  B. 颈不可左右视

  C. 齿痛

  D. 肩不举

  E. 瘖膈

7. 手阳明经脉的病候是（　　）

8. 手阳明络脉的病候是（　　）

  A. 金　　B. 水　　C. 木

  D. 火　　E. 土

9. 手阳明经荥穴的五行配属是（　　）

10. 手阳明经合穴的五行配属是（　　）

  A. 齿寒

  B. 寒栗不复

  C. 脉所过者热肿

  D. 肩不举

  E. 齲、聋

11. 手阳明络脉实证的病候是（　　）

12. 手阳明络脉虚证的病候是（　　）

  A. 齿寒　　　B. 齿痛

  C. 聋　　　　D. 鼽衄

  E. 颈不可左右视

13. 手阳明经脉的"是动"病候是（　　）

14. 手阳明经脉的"是主"病候是（　　）

  A. 齿痛

  B. 寒栗不复

  C. 脉所过者热肿

  D. 颈肿

  E. 齿寒

15. 手阳明经脉"气有余"的病候是（　　）

16. 手阳明经脉"虚"的病候是（　　）

  A. 点刺　　B. 叩刺　　C. 深刺

  D. 直刺　　E. 拔罐

17. 商阳穴常用的操作方法是（　　）

18. 二间穴常用的操作方法是（　　）

  A. 直刺

  B. 平刺或斜刺

  C. 点刺

  D. 深刺

  E. 瘢痕灸

19. 迎香穴正确的操作方法是（　　）

20. 口禾髎穴正确的操作方法是（　　）

A. 肘横纹下 4 寸
B. 肘横纹下 3 寸
C. 腕横纹上 3 寸
D. 腕横纹上 4 寸
E. 肘横纹下 1 寸

21. 偏历穴位于（　　　）
22. 下廉穴位于（　　　）
    A. 肘横纹下 4 寸
    B. 肘横纹下 3 寸
    C. 肘横纹下 2 寸
    D. 曲池上 7 寸
    E. 曲池上 3 寸

23. 手五里穴位于（　　　）
24. 手三里穴位于（　　　）
    A. 曲池上 1 寸
    B. 曲池上 3 寸
    C. 曲池上 4 寸
    D. 腕横纹上 3 寸
    E. 腕横纹上 5 寸

25. 温溜穴位于（　　　）
26. 肘髎穴位于（　　　）
    A. 鼻孔外缘直下，平水沟穴
    B. 鼻孔外缘直下，平口角
    C. 瞳孔直下，平水沟穴
    D. 在鼻翼外缘中点旁，当鼻唇沟中
    E. 在鼻翼外缘下方，当鼻唇沟中

27. 迎香穴位于（　　　）
28. 口禾髎穴位于（　　　）
    A. 咳喘　　　　B. 手腕痛
    C. 瘾疹　　　　D. 无汗多汗
    E. 惊悸怔忡

29. 曲池穴的主治是（　　　）
30. 阳溪穴的主治是（　　　）

（三）C 型题
    A. 下齿　　　　B. 上齿
    C. 两者均是　　D. 两者均非

1. 手阳明经脉联系（　　　）
2. 足阳明经别联系（　　　）

A. 输穴　　　　B. 原穴
C. 两者均是　　D. 两者均非

3. 三间在特定穴中属（　　　）
4. 曲池在特定穴中属（　　　）
    A. 阳溪与曲池的连线上，腕横纹上
       3 寸
    B. 阳溪与曲池的连线上，腕横纹上
       5 寸
    C. 两者均是
    D. 两者均非

5. 温溜穴位于（　　　）
6. 下廉穴位于（　　　）
    A. 背俞穴　　　B. 五输穴
    C. 两者均是　　D. 两者均非

7. 阳溪属（　　　）
8. 合谷属（　　　）
    A. 上齿　　　　B. 下齿
    C. 两者均是　　D. 两者均非

9. 手太阳经脉入（　　　）
10. 足太阳络脉入（　　　）
    A. 颈不可左右视　B. 肩不举
    C. 两者均是　　　D. 两者均非

11. 手阳明经脉的病候是（　　　）
12. 手阳明络脉的病候是（　　　）
    A. 寒栗不复
    B. 脉所过者热肿
    C. 两者均是
    D. 两者均非

13. 手阳明络脉虚证的病候是（　　　）
14. 手阳明络脉实证的病候是（　　　）
    A. 颈肿　　　　B. 齿痛
    C. 两者均是　　D. 两者均非

15. 手阳明经脉的病候是（　　　）
16. 手阳明络脉的病候是（　　　）
    A. 聋　　　　　B. 龋
    C. 两者均是　　D. 两者均非

17. 手阳明经脉的病候是（　　　）
18. 手阳明络脉的病候是（　　　）

A. 齿痛　　　　B. 颈肿
C. 两者均是　　D. 两者均非

19. 手阳明"是动所生病"（　　）
20. 手阳明"是主所生病"（　　）
A. 从缺盆上颈，贯颊
B. 上肩，出髃骨之前廉
C. 两者均是
D. 两者均非

21. 手阳明经脉循行是（　　）
22. 手阳明络脉循行是（　　）
A. 入耳，合于宗脉
B. 上循臑，乘肩髃
C. 两者均是
D. 两者均非

23. 手阳明经脉循行是（　　）
24. 手阳明络脉循行是（　　）
A. 入肘外廉，上臑外前廉
B. 出合谷两骨之间
C. 两者均是
D. 两者均非

25. 手阳明经脉循行是（　　）
26. 手阳明经别循行是（　　）
A. 上肢不遂
B. 疟腮
C. 两者均是
D. 两者均非

27. 合谷穴的主治是（　　）
28. 手三里穴的主治是（　　）
A. 肩臂痛　　B. 咽喉肿痛
C. 两者均是　D. 两者均非

29. 商阳穴的主治是（　　）
30. 臂臑穴的主治是（　　）

（四）K 型题

1. 合谷穴的主治是（　　）
①头痛，目赤肿痛
②热病，无汗多汗
③经闭，滞产
④上肢疼痛、不遂

2. 三间穴的主治是（　　）
①目痛　　②齿痛
③身热　　④经闭

3. 商阳穴的主治是（　　）
①咽喉肿痛　　②滞产
③昏迷　　　　④便秘

4. 阳溪穴的主治是（　　）
①齿痛　　　　②耳聋，耳鸣
③咽喉肿痛　　④昏迷

5. 下列腧穴定位正确者是（　　）
①手五里距曲池 5 寸，距臂臑 4 寸
②手五里距曲池 2 寸，距上廉 1 寸
③手三里距曲池 3 寸，距臂臑 4 寸
④手五里距曲池 3 寸，距臂臑 4 寸

6. 手阳明大肠经循行（　　）
①起于目眶下
②入上齿中
③却循颐后上廉，出大迎
④挟口

7. 与手阳明大肠经脉循行相关的是
（　　）
①颈　　②颊
③食指　　④肘外廉

8. 属于大肠经的腧穴是（　　）
①次髎　　②八髎
③颧髎　　④肘髎

9. 不属于大肠经的腧穴是（　　）
①阳关　　②阳池
③阳陵泉　　④阳溪

10. 属于大肠经的腧穴是（　　）
①完骨　　②横骨
③曲骨　　④巨骨

11. 手三里穴的主治是（　　）
①腹痛　　　②滞产
③上肢不遂　④寒战

12. 曲池穴的主治是（　　）
①上肢不遂　②瘾疹
③癫狂　　　④热病

13. 臂臑穴的主治是（　　）
　　①腹痛　　　　②目疾
　　③脚气　　　　④肩臂痛

14. 下列腧穴定位正确者是（　　）
　　①手五里距曲池4寸，距臂臑5寸
　　②手五里距曲池5寸，距臂臑5寸
　　③手五里距肘髎3寸，距臂臑4寸
　　④手五里距肘髎2寸，距臂臑4寸

15. 下列腧穴定位正确者是（　　）
　　①下廉距曲池4寸，距温溜3寸
　　②下廉距曲池3寸，距温溜4寸
　　③下廉距手三里2寸，距偏历5寸
　　④下廉距手三里3寸，距偏历3寸

16. 下列腧穴定位正确者是（　　）
　　①偏历距阳溪2寸，距下廉4寸
　　②偏历距阳溪3寸，距下廉5寸
　　③偏历距阳溪3寸，距温溜3寸
　　④偏历距阳溪3寸，距温溜2寸

17. 下列腧穴定位正确者是（　　）
　　①口禾髎在上唇部，鼻孔外缘直下，平水沟穴
　　②口禾髎在上唇部，鼻孔外缘直下，平鼻翼外缘中点
　　③迎香在鼻翼外缘中点旁，当鼻唇沟中
　　④迎香在鼻翼外缘中点旁，平人中

18. 下列腧穴定位正确者是（　　）
　　①巨骨在当锁骨肩峰端与肩胛冈之间凹陷处
　　②天鼎在胸锁乳突肌后缘，当结喉旁，扶突穴与缺盆连线中点
　　③扶突在结喉旁，当胸锁乳突肌的前、后缘之间
　　④迎香在上唇部，鼻孔外缘直下，平水沟穴

19. 下列腧穴定位正确者是（　　）
　　①迎香在上唇部，鼻孔外缘直下，平水沟穴

　　②天鼎在结喉旁当，当胸锁乳突肌的前、后缘之间
　　③扶突在胸锁乳突肌后缘，当结喉旁，扶突穴与缺盆连线中点
　　④巨骨在锁骨肩峰端与肩胛冈之间凹陷处

20. 非手阳明"是动所生病"的是（　　）
　　①鼽衄　　　　②齿痛
　　③目黄　　　　④颈肿

21. 属于大肠经的腧穴是（　　）
　　①下巨虚　　　②下关
　　③下髎　　　　④下廉

22. 不属于大肠经的腧穴是（　　）
　　①二间　　　　②行间
　　③三间　　　　④强间

23. 非手阳明"是主所生病"的是（　　）
　　①大指次指痛不用
　　②喉痹
　　③肩前臑痛
　　④颈肿

24. 非手阳明络脉病候的是（　　）
　　①喉痹　　　　②龋
　　③寒栗不复　　④齿寒

25. 非手阳明病候的是（　　）
　　①掌中热　　　②胸满
　　③烦心　　　　④溺色变

（五）X型题

1. 位于腕横纹以下的大肠经穴位有（　　）
　　A. 二间　　B. 商阳　　C. 中冲
　　D. 少泽　　E. 温溜

2. 下列穴位除……外皆是特定穴（　　）
　　A. 三间　　　　B. 阳溪
　　C. 手三里　　　D. 手五里
　　E. 偏历

· 35 ·

3. 下列不属手阳明经的穴位是（　　）

    A. 上关　　B. 归来　　C. 天枢

    D. 大横　　E. 扶突

4. 手阳明经脉联系的器官是（　　）

    A. 口　　　　B. 齿

    C. 鼻　　　　D. 大肠

    E. 眼

5. 《灵枢·经脉》中手阳明经脉的循行是（　　）

    A. 起于足心

    B. 邪走足心

    C. 起于大指次指之端

    D. 出髃骨之前廉

    E. 入肺中

6. 手阳明经的病候是（　　）

    A. 目黄　　B. 水肿　　C. 口喎

    D. 颊肿　　E. 齿痛

7. 下列穴位除……外均非特定穴（　　）

    A. 下廉　　B. 偏历　　C. 臂臑

    D. 曲池　　E. 巨骨

8. 手阳明经脉的循行是（　　）

    A. 交人中

    B. 乘肩髃

    C. 入下齿中

    D. 合于宗脉

    E. 上出于柱骨之会上

9. 手阳明络脉的循行是（　　）

    A. 上曲颊偏齿　　B. 入柱骨

    C. 别于肩髃　　　D. 循膺乳

    E. 入耳

10. 非手阳明经脉的病候是（　　）

    A. 痹膈　　　　B. 颈肿

    C. 齿痛　　　　D. 支转筋痛

    E. 齿寒

11. 非手阳明络脉的病候是（　　）

    A. 痹膈　　　　B. 颈肿

    C. 龋　　　　　D. 支转筋痛

12. 手阳明经别的循行是（　　）

    A. 出缺盆　　　　B. 入柱骨

    C. 上循喉咙　　　D. 别于肩髃

    E. 手循膺乳

13. 非手阳明经别的循行是（　　）

    A. 别走太阴　　　B. 入柱骨

    C. 乘肩髃　　　　D. 别于肩髃

    E. 去腕三寸

14. 属手阳明经"是主所生病"的病候是（　　）

    A. 大指次指痛不用

    B. 目黄

    C. 鼽衄

    D. 口干

    E. 肩前臑痛

15. 不属手阳明经"是主所生病"的病候是（　　）

    A. 颈肿　　　　B. 齿寒

    C. 鼽衄　　　　D. 口干

    E. 肩前臑痛

16. 商阳穴的主治是（　　）

    A. 昏迷　　　　B. 口眼歪斜

    C. 高热　　　　D. 中风

    E. 齿痛

17. 三间穴的主治是（　　）

    A. 上肢疼痛、不遂

    B. 咽喉肿痛

    C. 齿痛

    D. 目痛

    E. 身热

18. 合谷穴的主治是（　　）

    A. 头痛　　　B. 目赤肿痛

    C. 鼻衄　　　D. 耳聋

    E. 口喎

19. 阳溪穴的主治是（　　）

    A. 目赤肿痛　　B. 头痛

    C. 齿痛　　　　D. 咽喉肿痛

E. 手腕痛

20. 手三里穴的主治是（　　）

A. 齿痛颊肿　　B. 腹痛

C. 上肢不遂　　D. 腹泻

E. 肩臂麻痛

21. 曲池穴的主治是（　　）

A. 热病　　　B. 腹痛、吐泻

C. 瘰疬　　　D. 癫狂

E. 瘾疹

22. 臂臑穴的主治是（　　）

A. 暴喑　　　B. 瘿气

C. 鼽衄　　　D. 目疾

E. 肩臂痛

23. 肩髃穴的主治是（　　）

A. 肩背、手臂疼痛　B. 瘰疬

C. 面痒　　　　　　D. 口眼歪斜

E. 鼽衄

24. 不属阳溪穴的主治是（　　）

A. 手腕痛　　B. 暴喑

C. 耳聋　　　D. 面痒

E. 齿痛

25. 迎香穴的主治是（　　）

A. 面痒　　　B. 口眼歪斜

C. 鼽衄　　　D. 鼻塞

E. 暴喑

二、填空题

1. 手阳明经在上臂的腧穴依次为曲池_____、_____、_____和_____。

2. 手阳明经脉"其支者，从_____上_____，贯_____，入_____"。

3. 手阳明经脉病候"气有余，则当_____所过者_____；虚，则_____"。

4. 手阳明络脉其病：实，则_____、_____；虚，则_____、_____，取之所别也。

5. 手阳明经脉"……上入_____之中，循_____，入_____，上_____，上肩，……"。

6. 肩髃穴主治_____、_____、_____和_____。

7. 迎香穴主治_____、_____、_____、_____和_____。

8. 手阳明经共有_____个腧穴，首穴是_____末穴是_____。

三、名词解释

1. 宗脉

2. 寒栗不复

3. 曲颊偏齿

4. 痹膈

四、问答题

1. 试述《灵枢·经脉》中手阳明大肠经经脉循行。

2. 试述手阳明大肠经脉的特定穴有哪些？

📖 答案

一、选择题

（一）A 型题

1.C	2.A	3.A	4.A	5.E
6.C	7.A	8.D	9.A	10.A
11.C	12.C	13.A	14.D	15.E
16.C	17.A	18.E	19.A	20.A
21.B	22.E	23.A	24.B	25.D
26.E	27.A	28.C	29.D	30.B
31.D	32.E	33.E	34.B	35.A

（二）B 型题

1.A	2.B	3.A	4.B	5.C
6.E	7.C	8.E	9.B	10.E
11.E	12.A	13.B	14.D	15.C

16. B　　17. A　　18. D　　19. B　　20. B
21. C　　22. A　　23. E　　24. C　　25. E
26. A　　27. D　　28. A　　29. C　　30. B

（三）C 型题

1. A　　2. D　　3. A　　4. D　　5. B
6. D　　7. B　　8. D　　9. D　　10. D
11. D　　12. D　　13. D　　14. D　　15. C
16. D　　17. D　　18. C　　19. C　　20. D
21. C　　22. D　　23. D　　24. C　　25. C
26. D　　27. C　　28. A　　29. B　　30. A

（四）K 型题

1. E　　2. A　　3. B　　4. B　　5. D
6. D　　7. E　　8. D　　9. A　　10. D
11. B　　12. E　　13. C　　14. D　　15. B
16. C　　17. B　　18. A　　19. D　　20. B
21. D　　22. C　　23. D　　24. B　　25. E

（五）X 型题

1. AB　　　　2. CD　　　　3. ABCD
4. ABCD　　5. CD　　　　6. AE
7. BD　　　　8. ACE　　　9. AE
10. ADE　　11. BD　　　12. ABCDE
13. ACE　　14. ABCDE　15. AB
16. ACDE　17. BCDE　　18. ABCDE
19. ABCDE　20. BCDE　21. ABCDE
22. DE　　　23. AB　　　24. BCD
25. ABCD

二、填空题

1. 肘髎；手五里；臂臑；肩髃。
2. 缺盆；颈；颊；下齿中。
3. 脉；热肿；寒栗不复。
4. 龋；聋；齿寒；痹膈。
5. 两筋；臂上廉；肘外廉；臑外前廉。
6. 上肢不遂；肩痛不举；瘰疬；瘾疹。
7. 鼻塞；口㖞；衄衊；面痒；胆道蛔虫症。
8. 20；商阳；迎香。

三、名词解释

1. 宗脉：意指总脉、大脉。耳中为手足少阳、手太阳、足阳明四脉所总会。
2. 寒栗不复：发冷颤抖，难以回温。
3. 曲颊偏齿：指下颌角呈弯曲处，络脉上行到下颌角，偏络于下齿龈。
4. 痹膈：《太素》"痹"作"痒"，指胸膈痹阻。

四、问答题

1. 答：大肠手阳明之脉，起于大指次指之端，循指上廉，出合谷两骨之间，上入两筋之中，循臂上廉，入肘外廉，上臑外前廉，上肩，出髃骨之前廉，上出于柱骨之会上，下入缺盆，络肺，下膈，属大肠。

其支者，从缺盆上颈，贯颊，入下齿中；还出挟口，交人中——左之右、右之左，上挟鼻孔。

2. 答：①五输穴：商阳（井穴）、二间（荥穴）、三间（输穴）、阳溪（经穴）、曲池（合穴）；②大肠经原穴：合谷；③大肠经络穴：偏历；④大肠经郄穴：温溜。

第六章　足阳明经络与腧穴

习题

一、选择题

（一）A 型题

1. 足阳明胃经的起始穴是（　　）
  A. 大包　　B. 睛明　　C. 承泣
  D. 四白　　E. 厉兑

2. 入上齿中，还出挟口的经脉是（　　）
  A. 手阳明大肠经
  B. 足阳明胃经
  C. 督脉
  D. 足厥阴肝经
  E. 足太阳膀胱经

3. 在胸部，距前正中线旁开 4 寸的经脉是（　　）
  A. 足太阴脾经
  B. 足少阴肾经
  C. 足阳明胃经
  D. 足厥阴肝经
  E. 足太阳膀胱经

4. 分布在腹部的阳经经脉有（　　）
  A. 足少阳胆经
  B. 足阳明胃经
  C. 手阳明大肠经
  D. 手太阳小肠经
  E. 足太阳膀胱经

5. 在腹部从前正中线由内向外，经脉的排列顺序为（　　）
  A. 任脉、足阳明胃经、足太阴脾经、足少阴肾经
  B. 任脉、足少阴肾经、足阳明胃

经、足太阴脾经
  C. 任脉、足太阴脾经、足阳明胃经、足少阴肾经
  D. 任脉、足少阴肾经、足太阴脾经、足阳明胃经
  E. 任脉、足少阴肾经、足厥阴肝经、足太阴脾经

6. 大肠募穴位于（　　）
  A. 手阳明大肠经上
  B. 足阳明胃经上
  C. 足太阴脾经上
  D. 足厥阴肝经上
  E. 足少阴肾经上

7. 归来穴位于（　　）
  A. 脐中下 1 寸，距前正中线 4 寸
  B. 脐中下 2 寸，距前正中线 2 寸
  C. 脐中下 3 寸，距前正中线 4 寸
  D. 脐中下 4 寸，距前正中线 2 寸
  E. 脐中下 5 寸，距前正中线 4 寸

8. 伏兔穴位于（　　）
  A. 髀枢与腘横纹的连线上，髌底上 4 寸
  B. 髂前上棘与髌底内侧端的连线上，髌底上 5 寸
  C. 髂前上棘与髌底外侧端的连线上，髌底上 6 寸
  D. 髂前上棘与髌底外侧端的连线上，髌底上 8 寸
  E. 髂嵴高点与髌底外侧端的连线上，髌底上 4 寸

9. 解溪穴位于（　　）
  A. 足背最高处，拇长伸肌腱与趾长伸肌腱之间
  B. 足背与小腿交界处的横纹中央凹

陷中，拇长伸肌腱与趾长伸肌腱
之间

C. 足背与小腿交界处的横纹中央凹
陷中，拇短伸肌腱与趾短伸肌腱
之间

D. 足背最高处，拇短伸肌腱与趾长
伸肌腱之间

E. 足背与小腿交界处的横纹中央凹
陷中，拇长伸肌腱与趾短伸肌腱
之间

10. 足三里穴位于（　　）

A. 梁丘穴下 3 寸

B. 上巨虚穴上 2 寸

C. 犊鼻穴下 3 寸

D. 下巨虚穴上 2 寸

E. 阳陵泉穴下 3 寸

11. 下列哪个穴是足阳明胃经终止穴
（　　）

A. 天枢　　B. 承泣　　C. 厉兑

D. 隐白　　E. 头维

12. 足阳明胃经穴位的总数是（　　）

A. 88　　B. 44　　C. 45

D. 27　　E. 67

13. 冲阳穴属于足阳明胃经的何穴
（　　）

A. 原穴　　B. 络穴　　C. 井穴

D. 郄穴　　E. 合穴

14. 属于足阳明胃经原络配穴法的穴组
是（　　）

A. 太渊、偏历　　B. 太溪、飞扬

C. 京骨、大钟　　D. 冲阳、公孙

E. 丘墟、地五会

15. 八会穴中的腑会穴是（　　）

A. 中府　　B. 中脘　　C. 中庭

D. 梁门　　E. 神阙

16. 下列哪个穴是足阳明胃经的郄穴
（　　）

A. 条口　　B. 犊鼻　　C. 神门

D. 梁丘　　E. 金门

17. 下列哪个穴是足阳明胃经的络穴
（　　）

A. 条口　　　B. 上巨虚

C. 丰隆　　　D. 足三里

E. 下巨虚

18. 下列哪个穴是足阳明胃经的下合穴
（　　）

A. 下巨虚　　　B. 上巨虚

C. 足三里　　　D. 委中

E. 飞扬

19. 气舍穴是哪个经的穴位（　　）

A. 脾经　　B. 胃经　　C. 肾经

D. 任脉　　E. 胆经

20. 下列何穴需闭口进针（　　）

A. 耳门　　B. 听会　　C. 听宫

D. 下关　　E. 金津

21. 乳中穴在哪个经上（　　）

A. 任脉　　　B. 足少阴肾经

C. 足阳明胃经　　D. 足太阴脾经

E. 足少阳胆经

22. 经脉属土，穴位属水的是（　　）

A. 内庭　　　B. 冲阳

C. 足三里　　D. 商阳

E. 曲池

23. 别名是"气街"的穴位是（　　）

A. 天枢　　B. 水道　　C. 归来

D. 气冲　　E. 气穴

24. 别名是"下陵"的穴位是（　　）

A. 归来　　B. 水道　　C. 气冲

D. 外陵　　E. 关元

25. 不是位于瞳孔直下的穴位是
（　　）

A. 承泣　　B. 地仓　　C 颊车

D. 巨髎　　E. 四白

26. 水道穴的定位是（　　）

A. 下腹部，当脐中下 3 寸，前正中
线旁开 2 寸

B. 下腹部，当脐中下 2 寸，前正中
线旁开 2 寸

C. 下腹部，当脐中下 4 寸，前正中
线旁开 1 寸

D. 下腹部，当脐中下 4 寸，前正中
线旁开 2 寸

E. 下腹部，当脐中下 3 寸，前正中
线旁开 4 寸

27. 有健脾祛痰作用的穴位是（　　）
　　A. 膻中　　B. 天突　　C. 中脘
　　D. 丰隆　　E. 足三里

28. 有清泻胃热作用的穴位是（　　）
　　A. 足三里　　　B. 内庭
　　C. 厉兑　　　　D. 冲阳
　　E. 天枢

29. 足阳明胃经实证以母子配穴法应取
（　　）
　　A. 内庭　　　　B. 足三里
　　C. 冲阳　　　　D. 解溪
　　E. 厉兑

30. 位于踝关节横纹中央，当拇长伸肌
腱与趾长伸肌腱之间的穴位是（　　）
　　A. 中封　　B. 解溪　　C. 丘墟
　　D. 商丘　　E. 冲阳

31. 在胸部，行于乳中线上的经脉是
（　　）
　　A. 足阳明胃经
　　B. 任脉
　　C. 冲脉
　　D. 足少阴肾经
　　E. 手太阴肺经

32. 属于足阳明胃经的穴位是（　　）
　　A. 库房　　B. 俞府　　C. 天溪
　　D. 周荣　　E. 神封

33. 起于鼻旁的经脉是（　　）
　　A. 手阳明大肠经
　　B. 足少阳胆经
　　C. 足阳明胃经

D. 手太阳小肠经
E. 足太阳膀胱经

34. 气街穴指什么穴位（　　）
　　A. 气冲　　B. 髀关　　C. 冲门
　　D. 横骨　　E. 足五里

35. 利用天体地貌命名的穴位是
（　　）
　　A. 太乙　　B. 伏兔　　C. 水分
　　D. 神堂　　E. 气户

36. 下列属于足阳明胃经穴组的是
（　　）
　　A. 足三里　髀关　解溪　丘墟
　　B. 足三里　梁丘　天枢　冲阳
　　C. 足三里　归来　风市　犊鼻
　　D. 足三里　条口　丰隆　绝骨
　　E. 足三里　梁门　四白　侠溪

37. 大肠的募穴是（　　）
　　A. 关元　　B. 石门　　C. 天枢
　　D. 中极　　E. 大横

38. 前头痛属于（　　）
　　A. 少阳经头痛　B. 太阳经头痛
　　C. 阳明经头痛　D. 厥阴经头痛
　　E. 少阴经头痛

39. 针灸治疗痿证时，以取哪些经脉穴
位为主（　　）
　　A. 手足太阳经　B. 手足少阳经
　　C. 手足阳明经　D. 督脉
　　E. 任脉

40. 下列穴位中不属于足阳明胃经的是
（　　）
　　A. 水突　　B. 气舍　　C. 伏兔
　　D. 梁丘　　E. 天容

（二）B 型题
　　A. 上巨虚　　B. 下巨虚
　　C. 足三里　　D. 至阳
　　E. 温溜

1. 手阳明大肠经的下合穴是（　　）

2. 足阳明胃经的下合穴是（　　）

3．足阳明胃经的合穴是（　　）
　　A．石门　　B．条口　　C．天枢
　　D．丰隆　　E．解溪
4．大肠的募穴是（　　）
5．足阳明胃经的络穴是（　　）
6．足阳明胃经的"经"穴是（　　）
　　A．"入脑，上巅，循额"
　　B．"交人中，左之右，右之左，上
　　　挟鼻孔"
　　C．"其直者，从缺盆下乳内廉，下
　　　挟脐，入气街中"
　　D．"其支者，从肺出络心，注胸中"
　　E．"其直者，下腋，循胸，过季胁，
　　　下合髀厌中"
7．手阳明大肠经部分经脉的循行是
（　　）
8．足阳明胃经部分经脉的循行是
（　　）
9．足少阳胆经部分经脉的循行是
（　　）
　　A．大横　　B．中脘　　C．梁门
　　D．天枢　　E．中极
10．膀胱的募穴是（　　）
11．属于足太阴脾经的穴位是（　　）
12．胃的募穴是（　　）
　　A．商曲　　B．阴都　　C．梁门
　　D．天枢　　E．神封
13．与脐相平的穴位是（　　）
14．与脐上2寸相平的穴位是（　　）
15．与脐上4寸相平的穴位是（　　）
　　A．下关　　B．耳门　　C．听宫
　　D．大迎　　E．地仓
16．需闭口取穴的是（　　）
17．当面动脉搏动处的穴位是（　　）
　　A．足阳明胃经的水穴
　　B．足阳明胃经的金穴
　　C．足阳明胃经的土穴
　　D．足阳明胃经的木穴

　　E．足阳明胃经的火穴
18．足三里穴是（　　）
19．解溪穴是（　　）
　　A．足三里　　　B．曲泉
　　C．阴陵泉　　　D．尺泽
　　E．曲池
20．上列合穴中属于下合穴的是
（　　）
21．上列合穴中属于胃经的是（　　）
　　A．起于足部
　　B．在腹部，行于任脉旁开4寸
　　C．在胸部，行于任脉旁开4寸
　　D．入下齿中
　　E．与足厥阴肝经相交接
22．属于足阳明胃经经脉循行线的是
（　　）
23．属于足太阴脾经经脉循行线的是
（　　）
　　A．水道　　B．大巨　　C．肓俞
　　D．气海　　E．大赫
24．与脐下3寸相平的穴位是（　　）
25．与脐相平的穴位是（　　）
26．与脐下4寸相平的穴位是（　　）
　　A．大敦　　B．厉兑　　C．睛明
　　D．承泣　　E．四白
27．足阳明胃经的起始穴是（　　）
28．足阳明胃经的终止穴是（　　）
　　A．天府　　B．天枢　　C．中脘
　　D．大横　　E．梁门
29．大肠的募穴是（　　）
30．胃的募穴是（　　）
　　A．曲泉　　B．阴市　　C．委中
　　D．犊鼻　　E．条口
31．在小腿部的穴位是（　　）
32．位于髌骨与髌韧带外侧凹陷中的穴位是（　　）
　　A．冲阳、公孙　　B．解溪、大都
　　C．合谷、尺泽　　D．公孙、内关

E. 大陵、间使

33. 属于原络配穴法的是（　　）

34. 属于八脉交会穴配穴法的是
（　　）

    A. 丰隆　　　　B. 阳交

    C. 外丘　　　　D. 下巨虚

    E. 飞扬

35. 位于膝下 8 寸的穴位是（　　）

36. 位于膝下 9 寸的穴位是（　　）

（三）C 型题

    A. 脾　　　　　B. 胃

    C. 两者均是　　D. 两者均非

1. 与足阳明胃经相关联的脏腑是
（　　）

2. 与足厥阴肝经相关联的脏腑是
（　　）

    A. 郄穴　　　　B. 络穴

    C. 两者均是　　　D. 两者均非

3. 梁丘穴属于（　　）

4. 血海穴属于（　　）

    A. 气盛身以前皆热

    B. 气不足身以前皆寒栗

    C. 两者均是

    D. 两者均非

5. 足阳明胃经病候（　　）

6. 督脉病候（　　）

    A. 挟口　　　　B. 环唇

    C. 两者均是　　D. 两者均非

7. 足阳明胃经经脉循行（　　）

8. 手阳明大肠经经脉循行（　　）

    A. 胃脘痛　　　　B. 膝关节痛

    C. 两者均是　　　　D. 两者均非

9. 梁丘穴治疗（　　）

10. 犊鼻穴治疗（　　）

    A. 足阳明胃经　　　B. 冲脉

    C. 两者均是　　　　D. 两者均非

11. 与口唇相联系的经脉是（　　）

12. 与缺盆相联系的经脉是（　　）

    A. 输穴　　　　B. 原穴

    C. 两者均是　　D. 两者均非

13. 冲阳穴属于（　　）

14. 丰隆穴属于（　　）

    A. 天枢　　　　B. 水道

    C. 两者均是　　D. 两者均非

15. 与脐中相平的穴位是（　　）

16. 与脐中下 3 寸相平的穴位是
（　　）

    A. 合穴　　　　B. 下合穴

    C. 两者均是　　D. 两者均非

17. 足三里穴是（　　）

18. 上巨虚穴是（　　）

    A. 巨髎　　　　B. 地仓

    C. 两者均是　　D. 两者均非

19. 位于瞳孔直下的穴位是（　　）

20. 位于口角旁的穴位是（　　）

    A. 足阳明之别　　B. 足阳明之正

    C. 两者均是　　　D. 两者均非

21. 条口穴是（　　）

22. 丰隆穴是（　　）

    A. 颜面部　　　　B. 头颞部

    C. 两者均是　　　D. 两者均非

23. 足阳明胃经循行于（　　）

24. 足少阳胆经循行于（　　）

    A. 上高而歌，弃衣而走

    B. 实则心痛，虚则烦心

    C. 两者均是

    D. 两者均非

25. 手少阴心经病候见于（　　）

26. 足阳明胃经病候见于（　　）

    A. 胃　　　　　B. 膈

    C. 两者均是　　D. 两者均非

27. 与足阳明胃经相联系的是（　　）

28. 与手太阴肺经相联系的是（　　）

    A. 脐中下 4 寸

    B. 距前正中线 2 寸

    C. 两者均是

D. 两者均非
29. 归来穴位于（　　　）
30. 中极穴位于（　　　）
　　A. 下合穴　　　　B. 五输经穴
　　C. 两者均是　　　D. 两者均非
31. 上巨虚穴属于（　　　）
32. 陷谷穴属于（　　　）
　　A. 禁刺　　　　　B. 禁灸
　　C. 两者均是　　　D. 两者均非
33. 承泣穴（　　　）
34. 乳中穴（　　　）
　　A. 承泣　　　　　B. 四白
　　C. 两者均是　　　D. 两者均非
35. 治疗目疾的常用穴位是（　　　）
36. 治疗鼻疾的常用穴位是（　　　）

（四）K型题
1. 下列腧穴中属于足阳明胃经的经穴有（　　　）
　　①梁门　　　　　②阴市
　　③条口　　　　　④气户
2. 下列腧穴中距前正中线4寸的经穴有（　　　）
　　①膺窗　　　　　②梁门
　　③屋翳　　　　　④天枢
3. 关于气舍穴的下列说法正确的是（　　　）
　　①是足阳明胃经经穴
　　②位于锁骨内侧端的上缘
　　③位于胸锁乳突肌的胸骨头与锁骨头之间
　　④在胸部
4. 下列腧穴定位正确的是（　　　）
　　①库房穴在第二肋间隙
　　②乳中穴在第4肋间隙
　　③关门穴在脐中上4寸，距前正中线2寸
　　④外陵穴在脐中下1寸，距前正中线2寸

5. 下列说法正确的是（　　　）
　　①胃的募穴是中脘
　　②足阳明胃经的土穴是解溪
　　③足阳明胃经的郄穴是梁丘
　　④胃的募穴是章门
6. 与脐平行的足阳明胃经穴有（　　　）
　　①外陵　　　　　②太乙
　　③水道　　　　　④天枢
7. 气冲穴可以治疗的疾病（　　　）
　　①少腹痛　　　　②疝气
　　③腹股沟疼痛　　④脚气
8. 下列说法正确的是：（　　　）
　　①大迎在胸锁乳突肌的前缘，颈总动脉搏动处
　　②气舍在锁骨内侧端的上缘，胸锁乳突肌的胸骨头与锁骨头之间
　　③人迎在下颌角前方，咬肌附着部的前缘，当面动脉搏动处
　　④巨髎在面部瞳孔直下，平鼻翼下缘处，当鼻唇沟外侧
9. 下列说法正确的是（　　　）
　　①阴市是足阳明胃经的郄穴
　　②陷谷是足阳明胃经的荥穴
　　③内庭是足阳明胃经的输穴
　　④解溪是足阳明胃经的经穴
10. 关于髀关穴下列说法正确的是（　　　）
　　①在大腿前面
　　②当髂前上棘与髌底外侧端的连线上
　　③屈股时平会阴
　　④居缝匠肌外侧凹陷处
11. 关于上巨虚穴主治说法正确的是（　　　）
　　①腹痛　　　　　②中风瘫痪
　　③肠痛　　　　　④脚气
12. 下列经穴定位正确的是（　　　）
　　①太乙在关门上1寸

②滑肉门在天枢上 1 寸

③梁门在关门下 1 寸

④大巨在外陵下 1 寸

13. 关于乳中穴说法正确的是（　　）

①不针不灸，只作胸腹部腧穴定位标志

②可以治疗呃逆

③在第 4 肋间隙

④距前正中线 3 寸

14. 关于条口穴主治症叙述正确的是（　　）

①肩臂不得举

②转筋

③下肢冷痛

④腰脊痛引睾丸

15. 关于内庭穴说法正确的是（　　）

①在足背

②当第一第二肋间

③在趾蹼缘后方赤白肉际处

④是足阳明胃经输穴

16. 下列说法正确的是（　　）

①梁门穴位于脐上 4 寸

②足三里穴位于犊鼻下 3 寸

③梁丘穴在髌底上 2 寸

④下巨虚穴位于足三里穴下 6 寸

17. 下列说法正确的是（　　）

①隐白穴可以矫正胎位

②足阳明胃经上用于脉诊的是足三里穴

③丰隆穴具有清肺的功效

④足阳明胃经共有 45 个穴

18. 胃痛虚证取募穴及合穴是（　　）

①中脘　　　②天枢

③足三里　　④上巨虚

19. 针灸治疗急性泄泻常用选穴（　　）

①中脘　　　②上巨虚

③天枢　　　④内关

20. 针灸治疗产后缺乳常用选穴（　　）

①乳根　　　②中脘

③膻中　　　④乳中

21. 足阳明胃经循行经过（　　）

①鼻　　　　②口

③喉咙　　　④耳前

22. 对于足阳明胃经经脉循行描述正确的是（　　）

①入下齿中　　②循颊车

③出人迎　　　④至额颅

23. 对于足阳明胃经络脉循行描述正确的是（　　）

①去踝 8 寸　　②名曰公孙

③上络头项　　④下络缺盆

24. 对于足阳明胃经经别循行描述正确的是（　　）

①入于腹里　　②出于口

③还系目系　　④上通于肺

25. 对于足阳明胃经经脉循行描述正确的是（　　）

①其支者：从人迎前，下大迎，循喉咙，入缺盆，下膈，属胃，络脾

②其支者：从缺盆下乳内廉，下挟脐，入气街中

③其支者：下膝三寸而别，以下入大指外间

④其支者：别跗上，入大指间，出其端

26. 对下列名词解释正确的是（　　）

①人迎穴：在结喉两旁，颈总动脉搏动处

②缺盆：指锁骨上窝部

③额颅：前额正中部

④上齿：上牙床

27. 对于足阳明胃经主治描述正确的是（　　）

①洒洒振寒　　　②善伸
③贲响腹胀　　　④数欠

28. 关于伏兔穴说法正确的是（　　）
①在大腿前面
②股四头肌隆起如伏兔
③当髂前上棘与髌底外侧端的连线
　上
④髌底上8寸

29. 关于解溪穴说法正确的是（　　）
①是足阳明胃经的原穴
②可以治疗便秘和目赤
③位于足动脉搏动处
④可治胃热谵语

30. 治疗胃痛的有效穴是（　　）
①足三里　　　②梁门
③中脘　　　　④隐白

31. 足阳明胃经循行（　　）
①起于目眶下
②入上齿中
③却循颐后上廉，出大迎
④挟口还唇

32. 循行经过耳部的经脉有（　　）
①足太阳膀胱经
②足少阳胆经
③足阳明胃经
④手少阳三焦经

33. 与口有关的经脉是（　　）
①手阳明大肠经
②足厥阴肝经
③足阳明胃经
④手少阴心经

34. 属于足阳明胃经的穴位有（　　）
①梁门　　　　②阴都
③太乙　　　　④大横

（五）X型题

1. 足阳明胃经上的下合穴有（　　）
A. 手三里　　　B. 足三里
C. 上巨虚　　　D. 下巨虚

E. 委中

2. 位于外踝上8寸的穴位是（　　）
A. 条口　　B. 伏兔　　C. 丰隆
D. 昆仑　　E. 飞扬

3. 足阳明胃经经脉联络的脏腑器官有
（　　）
A. 耳　　B. 胃　　C. 心
D. 口　　E. 鼻

4. 足阳明胃经经脉循行（　　）
A. 起于大指次指之端
B. 上耳前
C. 入缺盆
D. 环唇
E. 下循鼻外

5. 足阳明胃经穴可以治疗（　　）
A. 五官病症　　　B. 热病
C. 头面病症　　　D. 神志病
E. 腹痛泄泻

6. 下列经脉中，与胃有联系的经脉有
（　　）
A. 足太阴脾经
B. 手太阳小肠经
C. 足厥阴肝经
D. 足少阳胆经
E. 手太阴肺经

7. 循行至鼻及鼻旁的经脉有（　　）
A. 手太阳小肠经
B. 手少阳三焦经
C. 手阳明大肠经
D. 督脉
E. 足阳明胃经

8. 足阳明胃经病候中，是动则病有
（　　）
A. 洒洒振寒
B. 善伸，数欠，颜黑
C. 大腹水肿
D. 贲响腹胀
E. 消谷善饥

9. 足阳明胃经病候中，是主血所生病者有（　　）
    A. 狂，疟　　B. 汗出，鼽衄
    C. 口蜗，唇胗　D. 颈肿，喉痹
    E. 身以前皆热

10. 足阳明之别其病有（　　）
    A. 实，则狂癫
    B. 虚，则足不收，胫枯
    C. 实，则腹中切痛
    D. 虚，则鼓胀
    E. 气逆则喉痹卒瘖

11. 足阳明经筋其病有（　　）
    A. 胫转筋
    B. 髀前肿
    C. 腹筋急
    D. 膝内辅骨痛
    E. 食不下，烦心，心下急痛

12. 足阳明胃经不能直刺的腧穴有（　　）
    A. 乳根　　B. 地仓　　C. 头维
    D. 下关　　E. 解溪

13. 足阳明经筋超出本经循行部位的有（　　）
    A. 髀　　B. 髀枢　　C. 阴器
    D. 缺盆　　E. 脊

14. 足阳明经别循行部位有（　　）
    A. 髀　　B. 腹里　　C. 胃
    D. 心　　E. 目系

15. 足阳明络脉循行部位有（　　）
    A. 踝　　B. 胫骨外廉
    C. 头项　　D. 喉嗌
    E. 目系

16. 足阳明经筋结于的部位有（　　）
    A. 跗上　　B. 膝外廉
    C. 外辅骨　　D. 髀
    E. 鼻

17. 下列哪些属于足阳明胃经的特定穴之一（　　）

A. 足三里　　B. 冲阳
C. 丰隆　　D. 梁丘
E. 内庭

18. 下列哪些属于足阳明胃经的五输穴之一（　　）
    A. 厉兑　　B. 解溪
    C. 足三里　　D. 陷谷
    E. 丰隆

19. 足阳明胃经在腹部由上至下依次排列的输穴为（　　）
    A. 天枢　　B. 外陵　　C. 大巨
    D. 水道　　E. 气冲

20. 下列穴组中相距3寸的有（　　）
    A. 犊鼻与足三里
    B. 大巨与气冲
    C. 足三里与上巨虚
    D. 上巨虚与下巨虚
    E. 天枢与水道

21. 下列穴组中相距2寸的是（　　）
    A. 神阙与天枢
    B. 中极与归来
    C. 巨阙与不容
    D. 中庭与乳根
    E. 神藏与屋翳

22. 穴处有动脉，针刺时应谨慎的穴位是（　　）
    A. 冲阳　　B. 陷谷　　C. 人迎
    D. 大迎　　E. 承泣

23. 下列何穴必须斜刺？（　　）
    A. 头维　　B. 库房　　C. 乳根
    D. 承满　　E. 关门

24. 下列何穴必须浅刺（　　）
    A. 大迎　　B. 缺盆　　C. 气户
    D. 屋翳　　E. 足三里

25. 下列何穴可以治疗腹胀满？（　　）
    A. 天枢　　B. 外陵　　C. 大巨
    D. 水道　　E. 归来

26. 下列何穴可以治疗胃痛？（　　）

A. 滑肉门　B. 太乙　　C. 梁门
D. 承满　　E. 不容

27. 下列何穴可以治疗咳嗽、气喘
（　）

A. 水突　　B. 气舍　　C. 气户
D. 库房　　E. 膺窗

28. 下列何穴可以治疗口眼歪斜
（　）

A. 承泣　　B. 四白　　C. 巨髎
D. 地仓　　E. 大迎

29. 下列何穴可以治疗牙关紧闭
（　）

A. 大迎　　B. 颊车　　C. 下关
D. 人迎　　E. 水突

30. 下列何穴可以治疗妇女经行腹痛
（　）

A. 天枢　　B. 外陵　　C. 水道
D. 归来　　E. 气冲

31. 下列何穴可以治疗神志病症
（　）

A. 太乙　　B. 天枢　　C. 丰隆
D. 解溪　　E. 厉兑

32. 足阳明胃经循行部位主要解剖标志
有（　）

A. 瞳孔　　B. 下颌角　C. 喉结
D. 肋间隙　E. 外膝眼

33. 下列哪些为足阳明胃经在面部的穴
位（　）

A. 四白　　B. 颧髎　　C. 地仓
D. 承泣　　E. 上关

34. 下列哪些为足阳明胃经在足部的穴
位（　）

A. 厉兑　　B. 内庭　　C. 公孙
D. 侠白　　E. 陷谷

二、填空题

1. 足阳明胃经起于＿＿＿＿，在足部
与＿＿＿＿相交接。

2. 足三里穴下3寸是＿＿＿＿，下6寸
是＿＿＿＿。

3. 大肠的募穴是＿＿＿＿，位于
＿＿＿＿。

4. 在特定穴中，足三里穴既是
＿＿＿＿，又是＿＿＿＿。

5. 归来穴位于脐中下＿＿＿＿寸，前
正中线旁开＿＿＿＿。

6. 足阳明胃经在胸部分布于前正中线
旁开＿＿＿＿寸，在腹部分布于前正中线旁
开＿＿＿＿寸。

7. 足阳明经筋，起于＿＿＿＿，终于
＿＿＿＿。

8. 足阳明之别，名曰＿＿＿＿，去踝
＿＿＿＿寸，别走＿＿＿＿。

9. 临床应用五输穴子母补泻，胃实证
取＿＿＿＿，胃虚证取＿＿＿＿。

10. 承泣穴为足阳明胃经与＿＿＿＿、
＿＿＿＿之会。

三、名词解释

1. 气街
2. 颏
3. 客主人
4. 贲响
5. 骭厥

四、问答题

1.《灵枢·经脉》是如何记述足阳明胃
经经脉循行的？

2.《灵枢·经脉》是如何记述足阳明络
脉循行的？

3. 足阳明胃经在膝关节以下有哪些穴
位，哪些是特定穴，各属什么特定穴？

4. 承泣穴的定位，针灸时需注意什么？

答案

一、选择题

（一）A 型题

1.C	2.B	3.C	4.B	5.B
6.B	7.D	8.C	9.B	10.C
11.C	12.C	13.A	14.D	15.B
16.D	17.C	18.C	19.D	20.D
21.C	22.A	23.D	24.C	25.C
26.A	27.D	28.E	29.E	30.B
31.A	32.A	33.C	34.A	35.A
36.B	37.C	38.C	39.C	40.E

答案分析

6.B.

大肠募穴是天枢穴，位于足阳明胃经上。

12.C

足阳明胃经共45穴。

22.A

内庭穴属于足阳明胃经荥穴，足阳明胃经五行属土，阳经荥穴五行属水。

25.C

承泣、四白、巨髎、地仓均是位于瞳孔直下的穴位，只有颊车不位于瞳孔直下。

29.E

母子配穴法取穴原则为虚则补其母，实则泻其子，足阳明胃经五输穴中母穴为解溪穴，子穴为厉兑穴，因此足阳明胃经实证采用泻法应取厉兑穴。

（二）B 型题

1.A	2.C	3.C	4.C	5.D
6.E	7.B	8.C	9.E	10.E
11.A	12.B	13.D	14.A	15.C
16.A	17.D	18.C	19.E	20.A
21.C	22.C	23.B	24.A	25.C
26.E	27.D	28.B	29.B	30.C

31.E	32.D	33.A	34.D	35.A
36.D				

答案分析

21.A

四总穴最早见于《针灸大全》，原文是"肚腹三里留，腰背委中求，头项寻列缺，面口合谷收"。

足三里穴为四总穴之一。

31.E

条口穴位于外膝眼下8寸。

（三）C 型题

1.C	2.B	3.A	4.D	5.C
6.D	7.C	8.A	9.C	10.B
11.C	12.A	13.B	14.D	15.A
16.B	17.C	18.C	19.C	20.B
21.A	22.A	23.A	24.B	25.D
26.A	27.C	28.C	29.C	30.A
31.A	32.D	33.B	34.C	35.C
36.B				

答案分析

34.C

乳中穴位于乳头正中，此穴禁针禁灸，只作胸、腹部取穴的定位标志。

（四）K 型题

1.E	2.B	3.A	4.C	5.B
6.D	7.A	8.C	9.D	10.E
11.E	12.C	13.B	14.A	15.B
16.E	17.D	18.B	19.A	20.B
21.E	22.C	23.A	24.B	25.C
26.A	27.E	28.A	29.C	30.A
31.C	32.E	33.A	34.B	

答案分析

2.B

膺窗、屋翳为足阳明胃经位于胸部的穴位，距前正中线4寸。

20.B

针灸临床常取乳根、膻中治疗妇女产后缺乳。

23．B

足阳明胃经络脉循行：去踝八寸，别走太阴；其别者，循胫骨外廉，上络头项，合诸经之气，下络喉嗌。

29．C

解溪穴为足阳明胃经的经穴，五行属火，有清泻胃火的作用，临床多治疗便秘、目赤、胃热谵语等病症。

（五）X 型题

1．BCD	2．AC	3．BDE
4．BCDE	5．ABCDE	6．ABCE
7．ACDE	8．ABD	9．ABCD
10．ABE	11．ABC	12．ABC
13．BCE	14．ABCDE	15．ABCD
16．ABCDE	17．ABCDE	18．ABCD
19．ABCD	20．ABCDE	21．ABCE
22．ACD	23．ABC	24．ABCD
25．ABCDE	26．ABCDE	27．ABCDE
28．ABCDE	29．ABC	30．ABCDE
31．ABCDE	32．ABCD	33．ACD
34．ABE		

答案分析

5．ABCDE

足阳明胃经经脉循行于头面、胸腹部及下肢，所主病候有神志病症、头面五官病症、胃肠病症及热病。

8．ABD

洒洒振寒、善伸、数欠、颜黑、贲响腹胀，足阳明胃经病候中是动则病。

9．ABCD

狂，疟、汗出、鼽衄、口喎、唇胗、颈肿，喉痹均为足阳明胃经病候中，是主血所生病者。

10．ABE

足阳明之别其病，实，则狂癫；虚，则足不收，胫枯；气逆则喉痹卒瘖。

11．ABC

胫转筋、髀前肿、腹筋急均为足阳明经筋病候。

13．BCE

足阳明胃经经脉不循行于髀枢、阴器、脊，而足阳明经筋循行于这些部位，超出了本经的循行范围。

15．ABCD

足阳明络脉循行于踝、胫骨外廉、头项、喉嗌。

二、填空题

1．鼻旁；足太阴脾经。

2．上巨虚穴；下巨虚。

3．天枢；脐旁 2 寸。

4．合穴；下合穴。

5．4；2。

6．4；2。

7．中三指；耳前。

8．丰隆；八；太阴。

9．厉兑；解溪。

10．任脉；阳跷脉。

三、名词解释

1．气街：是指腹股沟动脉部，穴名气冲。

2．頞：是指鼻根凹陷处。

3．客主人：即上关穴。

4．贲响：当指胸膈肠胃部作响，属肠鸣之症。

5．骭厥：指的是足胫部气血阻逆。

四、问答题

1．答：胃足阳明之脉，起于鼻，交頞中，旁约太阳之脉，下循鼻外，入上齿中，还出挟口，环唇，下交承浆，却循颐后下廉，出大迎，循颊车，上耳前，过客主人，循发际，至额颅。

其支者，从大迎前，下人迎，循喉咙，入缺盆，下膈，属胃，络脾。

其直者，从缺盆下乳内廉，下挟脐，入气街中。

其支者，起于胃下口，循腹里，下至气街中而合。——以下髀关，抵伏兔，下膝膑中，下循胫外廉，下足跗，入中指内间。

其支者，下膝三寸而别，以下入中指外间。

其支者，别跗上，入大指间，出其端。

2. 答：足阳明之别，名曰丰隆。去踝八寸，别走太阴；其别者，循胫骨外廉，上络头项，合诸经之气，下络喉嗌。

3. 答：犊鼻，足三里（合穴，下合穴），上巨虚（大肠下合穴），条口，下巨虚（小肠下合穴），丰隆（络穴），解溪（经穴），冲阳（原穴），陷谷（输穴），内庭（荥穴），厉兑（井穴）。

4. 答：承泣系足阳明胃经、阳跷脉和任脉之会穴，位于面部，瞳孔直下，当眼球与眶下缘之间，由于本穴位于眼区，故禁灸，且不可刺入太深，出针时要迅速按压针孔，以防出血。

针刺时嘱患者闭目，医者押手轻轻固定眼球，刺手持针，于眶下缘和眼球之间缓慢直刺 0.5～1 寸，不宜提插捻转，以防刺破血管引起血肿。

第七章 足太阴经络与腧穴

习题

一、选择题

（一）A 型题

1. 在八脉交会穴中，通于冲脉的穴位是（　　）

    A. 列缺　　B. 公孙　　C. 内关

    D. 商丘　　E. 后溪

2. 足内踝前下方，当舟骨结节与内踝尖连线中点的穴位是（　　）

    A. 中封　　B. 然谷　　C. 商丘

    D. 解溪　　E. 太白

3. 三阴交穴位于（　　）

    A. 内踝尖上 4 寸，胫骨内侧缘后方

    B. 外踝尖上 3 寸，胫骨外侧缘后方

    C. 内踝尖上 3 寸，胫骨内侧缘前方

    D. 内踝尖上 3 寸，胫骨内侧缘后方

    E. 外踝尖上 4 寸，胫骨外侧缘前方

4. 内踝尖与阴陵泉穴的连线上，阴陵泉穴下 3 寸的穴位是（　　）

    A. 漏谷　　B. 阴市　　C. 地机

    D. 石门　　E. 冲门

5. 在腹部，距前正中线 4 寸的经脉是（　　）

    A. 足少阴肾经　　B. 手太阴肺经

    C. 足太阴脾经　　D. 足阳明胃经

    E. 足厥阴肝经

6. 大横穴位于（　　）

    A. 脐中上 2 寸，距前正中线 4 寸

    B. 平脐中，距前正中线 4 寸

    C. 脐中下 2 寸，距前正中线 4 寸

    D. 脐中上 2 寸，距前正中线 2 寸

    E. 脐中下 2 寸，距前正中线 2 寸

7. 以下穴位中，既是络穴，又是八脉交会穴的穴位是（　　）

    A. 前谷　　B. 足临泣　　C. 丰隆

    D. 后溪　　E. 公孙

8. 足太阴脾经的起始穴是（　　）

    A. 隐白　　B. 公孙　　C. 大敦

    D. 至阴　　E. 至阳

9. 在胸部，距前正中线 4 寸的经脉是（　　）

    A. 足少阴肾经　　B. 手太阴肺经

    C. 足太阴脾经　　D. 足阳明胃经

    E. 足厥阴肝经

10. 位于侧胸部腋中线上，当第 6 肋间隙处的穴位是（　　）

    A. 章门　　B. 期门　　C. 府舍

    D. 大包　　E. 极泉

11. 下列穴位中所属经脉属土，穴性属水的是（　　）

    A. 冲阳　　B. 解溪　　C. 太白

    D. 大都　　E. 阴陵泉

12. 下列属于原络配穴法的穴组是（　　）

    A. 太白、丰隆　　B. 太白、冲阳

    C. 冲阳、大都　　D. 冲阳、中封

    E. 合谷、温溜

13. 治疗阴道流血过多宜取（　　）

    A. 大都　　B. 隐白　　C. 商丘

    D. 至阴　　E. 大包

14. 下列井穴中距趾（指）甲角内侧 0.1 寸的穴位是（　　）

    A. 隐白　　B. 大敦　　C. 至阴

    D. 窍阴　　E. 厉兑

15. 属于足太阴脾经的穴位是（　　）

A. 箕门　　B. 髀关　　C. 中渎

D. 膝关　　E. 阴包

16. 属于足太阴脾经的穴位是（　　）

A. 大巨　　B. 水道　　C. 腹哀

D. 阴都　　E. 维道

17. 足太阴脾经的终止穴是（　　）

A. 周荣　　B. 大包　　C. 隐白

D. 俞府　　E. 天池

18. 足太阴脾经五输穴中穴性属火的穴位是（　　）

A. 阴陵泉　B. 商丘　　C. 三阴交

D. 大都　　E. 太白

19. 与神阙穴相平的穴位是（　　）

A. 外陵　　B. 大巨　　C. 大横

D. 腹哀　　E. 日月

20. 足太阴脾经的郄穴是（　　）

A. 地机　　B. 血海　C. 阴陵泉

D. 商丘　　E. 漏谷

21. 足太阴脾经的络穴是（　　）

A. 太白　　B. 公孙　C. 商丘

D. 中封　　E. 三阴交

22. 足太阴脾经病候属实证，用补母泻子法应取穴位是（　　）

A. 公孙　　B. 商丘　　C. 隐白

D. 阴陵泉　E. 太白

23. 下列穴组中，属于足太阴脾经的是（　　）

A. 中封　商丘　公孙　太白

B. 大都　太白　地机　大横

C. 阴陵泉　地机　阴谷　三阴交

D. 三阴交　公孙　地机　大敦

E. 太白　大都　公孙　照海

24. 足太阴脾经在腹部旁开正中线几寸？（　　）

A.0.5寸　　B.1寸　　C.2寸

D.4寸　　　E.1.3寸

25. 别名是"百虫窠"的穴位是（　　）

A. 地机　　B. 血海　　C. 曲池

D. 阴陵泉　E. 商丘

（二）B型题

A. 大横　　B. 中脘　　C. 梁门

D. 天枢　　E. 中极

1. 膀胱的募穴是（　　）

2. 属足太阴脾经的穴位是（　　）

3. 胃的募穴是（　　）

A. 足太阴脾经　B. 手太阴肺经

C. 手少阴心经　D. 足少阴肾经

E. 足厥阴肝经

4. "……从肺出络心，注胸中"的经脉是（　　）

5. "……复从胃别上膈，注心中"的经脉是（　　）

6. "……别贯膈，上注肺"的经脉是（　　）

A. 俞府　　B. 神封　　C. 胸乡

D. 周荣　　E. 库房

7. 属于阳经的穴位是（　　）

8. 位于第三肋间隙的穴位是（　　）

A. 公孙　　B. 水泉　C. 三阴交

D. 中封　　E. 地机

9. 属于八脉交会穴的穴位是（　　）

10. 所通经脉最多的穴位是（　　）

11. 足太阴脾经的郄穴是（　　）

A. 大敦　　B. 大都　　C. 商丘

D. 太溪　　E. 阴陵泉

12. 上列穴位中，穴性属火的是（　　）

13. 上列穴位中，穴性属金的是（　　）

A. 血海　　B. 风市　　C. 箕门

D. 阴陵泉　E. 阳陵泉

14. 常与曲池穴相配治疗荨麻疹的穴位是（　　）

15. 位于血海穴上6寸的穴位是（　　）

A. 足太阴脾经　B. 足阳明胃经
C. 足少阴肾经　D. 足厥阴肝经
E. 足少阳胆经

16. 在大腿部没有穴位的经脉是（　　）

17. 在胸部距正中线 4 寸的经脉是（　　）

18. 在腹部距正中线 0.5 寸的经脉是（　　）

A. 隐白　　B. 太白　　C. 商丘
D. 阴陵泉　E. 地机

19. 足太阴脾经的原穴是（　　）

20. 以上穴位中穴性属土的是（　　）

（三）C 型题

A. 胃　　　　　B. 咽
C. 两者均是　　D. 两者均非

1. 与足太阴脾经相关连的是（　　）

2. 与足阳明胃经相关连的是（　　）

A. 络穴　　　　B. 八脉交会穴
C. 两者均是　　D. 两者均非

3. 公孙穴为（　　）

4. 大包穴为（　　）

A. 郄穴　　　　B. 合穴
C. 两者均是　　D. 两者均非

5. 地机穴为（　　）

6. 阴陵泉穴为（　　）

A. 隐白　　　　B. 太白
C. 两者均是　　D. 两者均非

7. 位于足部的穴位为（　　）

8. 位于踝部的穴位为（　　）

A. 腹里　　　　B. 胸中
C. 两者均是　　D. 两者均非

9. 足太阴经筋循于（　　）

10. 足太阴经别循于（　　）

A. 胃脘痛　　　B. 食不下
C. 两者均是　　　D. 两者均非

11.《灵枢·经脉》记述足太阴脾经所主病候有（　　）

12.《灵枢·经脉》记述足阳明胃经所主病候有（　　）

A. 舌本　　　B. 肠胃
C. 两者均是　　D. 两者均非

13. 与足太阴经别相关连的是（　　）

14. 与足太阴络脉相关连的是（　　）

A. 输穴　　　B. 原穴
C. 两者均是　　D. 两者均非

15. 太白穴为（　　）

16. 太渊穴为（　　）

A. 土经　　　B. 土穴
C. 两者均是　　D. 两者均非

17. 太白穴属于（　　）

18. 足三里穴属于（　　）

A. 隐白　　　B. 厉兑
C. 两者均是　　D. 两者均非

19. 能治疗癫、狂、痫病症的穴位是（　　）

20. 能治疗妇女月经过多的穴位是（　　）

（四）K 型题

1. 属于足太阴脾经的穴位有（　　）
①公孙　　　　②内庭
③商丘　　　　④条口

2. 关于血海穴说法正确的是（　　）
①大腿内侧髌底内侧端上 2 寸
②可治疗丹毒
③可以治疗月经不调
④可以治疗黄疸

3. 下列说法正确的是（　　）
①阴陵泉穴为足太阴脾经合穴
②商丘穴为足太阴脾经经穴
③太白穴为足太阴脾经输穴和原穴
④大都穴为足太阴脾经荥穴

4. 下列穴位定位正确的是（　　）
①箕门穴在血海穴与冲门穴的连线上，血海上 6 寸
②冲门穴在距耻骨联合上缘中点

③腹结穴在大横穴下1.3寸

④大包穴在侧胸部腋中线,当第5肋间隙处

5. 距前正中线6寸的穴位有（　　）

①食窦　　　　　②胸乡

③天溪　　　　　④府舍

6. 关于公孙穴说法正确的是（　　）

①当第1跖骨基底的前下方

②为足太阴脾经络穴

③八脉交会穴

④通于冲脉

7. 下列穴位定位正确的是（　　）

①漏谷穴位于内踝尖与阴陵泉连线上,距内踝尖5寸

②地机穴位于阴陵泉穴下2寸

③大都穴位于足大趾本节后下方赤白肉际处

④周荣穴位于第2肋间隙,距前正中线6寸

8. 关于穴位主治下列说法正确的是（　　）

①府舍穴可以治疗结聚,疝气

②天溪穴可以治疗乳痈,乳汁少

③三阴交穴可以治疗湿疹

④地机穴可以治疗腰痛不可俯仰

9. 关于穴位主治下列说法正确的是（　　）

①大横穴可以治疗腹泻,便秘

②周荣穴可以治疗妇女产后乳汁少

③箕门穴可以治疗五淋,遗溺

④腹哀穴可以治疗气喘

10. 下列穴位属于足太阴脾经穴位的是（　　）

①天溪　　　　　②周荣

③箕门　　　　　④地机

11. 关于足太阴脾经经脉循行正确的是（　　）

①起于大指之端

②过核骨后

③连舌本,散舌下

④循胫骨前

12. 足太阴脾经经脉经过（　　）

①腹　②舌　③咽　④膈

13. 足太阴脾经经脉所主病候有（　　）

①舌本强　　　　②癫狂

③黄疸　　　　　④脚气

14. 关于下列名词解释正确的是（　　）

①舌本指舌下部

②咽指食道

③核骨指第2跖骨基底粗隆部

④水闭指小便不通

15. 关于足太阴络脉的说法正确的是（　　）

①名曰公孙　②去本节后1寸

③别走阳明　④其别者上络肺

16. 关于足太阴络脉主治病候正确的是（　　）

①厥气上逆则霍乱

②气逆则烦闷

③实则肠中切痛

④虚则腰痛

17. 下列穴位定位正确的有（　　）

①胸乡穴在天溪穴下1肋间隙

②食窦穴在胸乡穴下1肋间隙

③周荣穴在天溪穴上1肋间隙

④天溪穴在食窦穴上1肋间隙

18. 下列说法正确的是（　　）

①三阴交穴为足太阴脾经、足厥阴肝经、足少阴肾经经脉交会穴

②隐白穴为足太阴脾经井穴

③阴陵泉穴为足太阴脾经合穴

④地机穴为足太阴脾经郄穴

19. 关于冲门穴下列说法正确的是（　　）

①在腹股沟外侧

②距耻骨联合上缘中点 3.5 寸

③髂外动脉搏动处外侧

④可以治疗胸痛，咳喘

20. 主治疝气的穴位有（ ）

①冲门 ②腹结 ③府舍 ④大包

（五）X 型题

1. 足太阴脾经联络的脏腑有（ ）

　A. 心　B. 肝　C. 脾

　D. 胃　E. 肾

2. 足太阴脾经联络的器官有（ ）

　A. 食道　B. 舌　C. 鼻

　D. 目　E. 耳

3. 属于足太阴脾经的穴位有（ ）

　A. 太白　B. 太冲　C. 隐白

　D. 阴陵泉　E. 血海

4. 平脐的穴位有（ ）

　A. 归来　B. 气海　C. 天枢

　D. 大横　E. 神阙

5. 下列穴位中属于特定穴的有（ ）

　A. 公孙　B. 隐白　C. 地机

　D. 商丘　E. 冲阳

6. 环绕口唇的经脉有（ ）

　A. 足太阴脾经

　B. 任脉

　C. 足少阴肾经

　D. 足厥阴肝经

　E. 足阳明胃经

7. 足太阴脾经腧穴可以治疗下列何病症（ ）

　A. 胸闷　B. 呕吐　C. 胁痛

　D. 便溏　E. 舌根强痛

8. 足太阴脾经病候中，是动则病有（ ）

　A. 舌本强　B. 食则呕

　C. 胃脘痛　D. 腹胀善噫

　E. 身体皆重

9. 足太阴脾经病候中，是主脾所生病者有（ ）

　A. 舌本痛

　B. 食不下

　C. 得后与气，则快然如衰

　D. 心下急痛

　E. 黄疸

10. 足太阴之别其病候有（ ）

　A. 霍乱　　B. 肠中切痛

　C. 鼓胀　　D. 内踝痛

　E. 膝内辅骨痛

11. 足太阴经筋其病候有（ ）

　A. 内踝痛　　B. 阴股引髀而痛

　C. 阴器纽痛　　D. 脊内痛

　E. 水闭

12. 足太阴经筋结于部位有（ ）

　A. 内踝　　B. 膝内辅骨

　C. 髀　　D. 脐

　E. 肋

13. 下列哪些属于足太阴脾经的五输穴之一（ ）

　A. 隐白　　B. 大都

　C. 太白　　D. 三阴交

　E. 阴陵泉

14. 下列何穴可以直刺？（ ）

　A. 大横　B. 食窦　C. 天溪

　D. 胸乡　E. 腹结

15. 下列何穴可以治疗脾不统血证？（ ）

　A. 隐白　B. 太白　C. 公孙

　D. 三阴交　E. 血海

16. 下列何穴可以治疗肺病喘息（ ）

　A. 隐白　B. 商丘　C. 阴陵泉

　D. 三阴交　E. 血海

17. 下列何穴可以治疗胃肠疾病？（ ）

　A. 隐白　B. 太白　C. 公孙

　D. 三阴交　E. 阴陵泉

18. 足太阴脾经循行经过（　　）
　　A. 第一跖趾关节前后
　　B. 胫骨内侧
　　C. 足底
　　D. 胸腹正中线
　　E. 目下
19. 足太阴经别循行部位有（　　）
　　A. 髀　　B. 胃　　C. 脾
　　D. 咽　　E. 舌
20. 足太阴络脉循行部位有（　　）
　　A. 足　　B. 肠　　C. 胃
　　D. 咽　　E. 舌本

二、填空题

1. 大包穴位于 ＿＿＿＿ 上，当 ＿＿＿＿处。

2. 足太阴脾经的起始穴是＿＿＿＿，终止穴是＿＿＿＿。

3. 在特定穴中，公孙穴是＿＿＿＿，又是＿＿＿＿。

4. 足太阴脾经的循行中，"其支者，复从＿＿＿＿别，上膈，注＿＿＿＿"。

5. 三阴交穴是＿＿＿＿ 与 ＿＿＿＿、＿＿＿＿经脉相交会的穴。

6. 足太阴之正，上至＿＿＿＿，合于＿＿＿＿。

7. 内着于脊的经筋为 ＿＿＿＿、＿＿＿＿。

三、名词解释

1. 核骨
2. 腨
3. 舌本
4. 快然如衰
5. 水闭

四、问答题

1.《灵枢·经脉》是如何记载足太阴脾

经经脉循行的？

2.《灵枢·经脉》是如何记载足太阴络脉循行的？

3. 足太阴脾经上的特定穴有哪些？

4. 足太阴脾经上哪些穴位不宜深刺？

 答案

一、选择题

（一）A 型题

1. B　　2. C　　3. D　　4. C　　5. C
6. B　　7. E　　8. A　　9. D　　10. D
11. E　　12. A　　13. B　　14. A　　15. A
16. C　　17. B　　18. D　　19. C　　20. A
21. B　　22. B　　23. C　　24. D　　25. B

答案分析

7. E

公孙为足太阴脾经络穴，又通于冲脉。

11. E

阴陵泉为足太阴脾经合穴，足太阴脾经属土，阴经合穴属水。

（二）B 型题

1. E　　2. A　　3. B　　4. D　　5. A
6. E　　7. E　　8. C　　9. A　　10. C
11. E　　12. B　　13. C　　14. A　　15. C
16. C　　17. B　　18. C　　19. B　　20. B

答案分析

14. A

临床常选用血海穴与曲池穴相配治疗荨麻疹。

（三）C 型题

1. C　　2. C　　3. C　　4. A　　5. A
6. B　　7. C　　8. D　　9. C　　10. D
11. C　　12. D　　13. A　　14. B　　15. C
16. C　　17. C　　18. C　　19. C　　20. A

答案分析

19. C

隐白为足太阴脾经井穴，厉兑为足阳明胃经井穴，井穴可以治疗癫、狂、痫病症。

（四）K型题

1．B　　2．A　　3．E　　4．B　　5．A
6．E　　7．D　　8．E　　9．B　　10．E
11．A　12．E　13．B　14．C　15．A
16．B　17．D　18．E　19．A　20．A

答案分析

2．A

血海穴足太阴脾经穴，位于为大腿内侧髌底内侧端上2寸，此穴长于治疗下半身血证，可以治疗丹毒、月经不调。

（五）X型题

1．ACD　　　　2．AB　　　　3．ACDE
4．CDE　　　　5．ABCDE　　6．BDE
7．ABCDE　　8．ABCDE　　9．ABDE
10．ABC　　　11．ABCD　　12．ABCDE
13．ABCE　　14．AE　　　　15．ABCDE
16．ABC　　　17．ABCDE　18．AB
19．ABCDE　20．ABC

答案分析

2．AB

足太阴脾经经脉"……挟咽，连舌本，散舌下。"

9．ABDE

足太阴脾经病候中，是主脾所生病者有：舌本痛、食不下、心下急痛、黄疸。

16．ABC

隐白、商丘、阴陵泉可以治疗肺病喘息。

二、填空题

1．腋中线；第6肋间隙。

2．隐白；大包。

3．络穴；八脉交会穴之一。

4．胃；心中。

5．足太阴脾经；足厥阴肝经；足少阴肾经。

6．髀；阳明。

7．足太阴经筋；足阳明经筋。

三、名词解释

1．核骨：是指第一跖趾关节内侧的圆形突起。

2．腨：通作"踹"，俗称小腿肚，即腓肠肌处。

3．舌本：指舌根部。

4．快然如衰：是感到病情松解。

5．水闭：是指小便不通等症。

四、问答题

1．答：脾足太阴之脉，起于大指之端，循指内侧白肉际，过核骨后，上内踝前廉，上腨内，循胫骨后，交出厥阴之前，上循膝股内前廉，入腹，属脾，络胃，上膈，挟咽，连舌本，散舌下。其支者，复从胃别，上膈，注心中。

2．答：足太阴之别，名曰公孙。去本节后一寸，别走阳明；其别者入络肠胃。

3．答：隐白（井穴），大都（荥穴），太白（输穴，原穴），公孙（络穴、八脉交会穴，通冲脉），商丘（经穴），地机（郄穴），阴陵泉（合穴），大包（脾之大络）。

4．答：本经胸部腧穴不宜深刺，以免伤及内脏。食窦、天溪、胸乡、周荣、大包均是脾经在胸胁部的穴位。如周荣穴位于胸外侧部，当第三肋间隙，距前正中线6寸，直刺过深易伤及肺脏，造成气胸，故斜刺或平刺较安全。

第八章　手少阴经络与腧穴

习题

一、多选题

（一）A型题

1.在下列经脉中，除哪一条外，均联系到肩部（　　）
    A.手少阳三焦经
    B.手太阳小肠经
    C.手阳明大肠经
    D.足少阳胆经
    E.手少阴心经

2.手少阴经脉病候"嗌干"中的"嗌"是指（　　）
    A.咽喉　　B.喉咙　　C.食管
    D.咽峡　　E.食管和喉咙

3.下列与手太阳小肠经在指端相联络的经脉是（　　）
    A.手厥阴心包经
    B.手少阴心经
    C.足少阴肾经
    D.足太阳膀胱经
    E.足厥阴肝经

4.手少阴心经主脉，"复从心系，却上肺，下出腋下，下循……"（　　）
    A.桡外后廉　　B.桡内后廉
    C.桡外前廉　　D.桡内前廉
    E.臂内后廉

5.下列哪项不属于手少阴心经的循行所过（　　）
    A."上挟咽"　　　B."下膈"
    C."入缺盆"　　　D."上肺"
    E."入掌内后廉"

6.在手少阴心经循行线上，位于腕横纹上的穴位是（　　）
    A.神门　　B.灵道　　C.通里
    D.阴郄　　E.青灵

7.阴郄穴位于（　　）
    A.前臂掌侧，当尺侧腕屈肌腱的桡侧缘，腕横纹上0.5寸
    B.前臂掌侧，当尺侧腕屈肌腱的桡侧缘，腕横纹上1寸
    C.前臂掌侧，当尺侧腕屈肌腱的桡侧缘，腕横纹上1.5寸
    D.前臂掌侧，当尺侧腕屈肌腱的桡侧缘，腕横纹上2寸
    E.前臂掌侧，当尺侧腕屈肌腱的桡侧缘，腕横纹上2.5寸

8.心的募穴是（　　）
    A.膻中　　B.中脘　　C.中府
    D.京门　　E.巨阙

9.下列说法正确的是（　　）
    A.手阳明大肠经与足阳明胃经衔接于上齿中
    B.手少阴心经与足太阴脾经衔接于心中
    C.足太阳膀胱经与足少阴肾经衔接于足心
    D.足少阴肾经与手厥阴心包经衔接于肺
    E.手少阳三焦经与足少阳胆经衔接于目

10.通里是心经的（　　）
    A.原穴　　　　B."输"穴
    C.郄穴　　　　D.络穴
    E.合穴

11.手少阴心经的灵道穴配五行属

（　　）

    A.金　B.木　C.水　D.火　E.土

12.下列经脉在眼区没有穴位的是（　　）

    A.足太阳经　　B.足少阳经

    C.手少阴经　　D.手少阳经

    E.手太阳经

13.手少阴心经行于（　　）

    A.太阴，心主之前

    B.太阴，心主之后

    C.循胸胁

    D.络脑

    E.上胃

14.屈肘，在肘横纹内侧端与肱骨内上髁连线的中点的穴位是（　　）

    A.曲泽　B.小海　C.天井

    D.尺泽　E.少海

15.《灵枢·九针十二原》："五脏有疾，当取十二原"，若心脏有疾则可取（　　）

    A.神门　B.内关　C.膻中

    D.外关　E.通里

16.心经、小肠经、三焦经、大肠经的共同病候是（　　）

    A.喉痹　B.嗌肿　C.腋肿

    D.目黄　E.面赤

17.位于腋窝顶点，腋动脉搏动处的穴位是（　　）

    A.天泉　B.极泉　C.渊腋

    D.廉泉　E.辄筋

18."嗌干，心痛，渴而欲饮"是……经的病候（　　）

    A.手太阴肺经

    B.手厥阴心包经

    C.足阳明胃经

    D.手少阴心经

    E.足少阴肾经

19.通里穴在腕横纹上（　　）

    A.0.5寸　　　B.1寸

    C.1.5寸　　　D.2寸

    E.2.5寸

（二）B型题

    A.少冲　　B.少府　　C.阴郄

    D.灵道　　E.经渠

1.五输穴中的"经"穴是（　　）

2.五输穴中的"荥"穴是（　　）

    A."以下胸中，贯膈"

    B."从肾上贯肝膈"

    C."下膈，络小肠"

    D."循咽下膈，抵胃"

    E."下膈，历络三焦"

3.手少阴心经的循行是（　　）

4.手太阳小肠经的循行是（　　）

    A.嗌干，心痛

    B.目黄，衄

    C.颈肿，喉痹

    D.舌本痛，心下急痛

    E.烦心，掌中热

5.以上为手少阴经病候的是（　　）

6.以上为足少阴经病候的是（　　）

    A.曲泽，天井

    B.阴郄，孔最

    C.小海，外丘

    D.通里，飞扬

    E.偏历，温溜

7.以上穴位均为络穴的是（　　）

8.以上穴位均为郄穴的是（　　）

    A.列缺配太渊　B.巨阙配心俞

    C.天枢配胃俞　D.合谷配偏历

    E.腕骨配通里

9.属于俞募配穴法的是（　　）

10.属于原络配穴法的是（　　）

    A.太渊，通里，大陵

    B.阳池，间使，阳溪

    C.阳谷，阳溪，阳池

    D.太渊，神门，间使

E. 大陵，神门，太渊

11. 以上穴位均位于腕掌侧横纹的是
（　　　）

12. 以上穴位均位于腕背横纹的是
（　　　）

A. 足少阴

B. 手少阴

C. 足阳明

D. 足太阴

E. 足太阳

13. 以上经脉中"系目系"的是
（　　　）

14. 以上经络中未与咽或喉咙相联系的
是（　　　）

A. 心经的荥火穴

B. 心经的井木穴

C. 心经的合水穴

D. 心经的经金穴

E. 心经的输土穴

15. 少府是（　　　）

16. 灵道是（　　　）

A. 手太阴肺经　　B. 手少阴心经

C. 足太阴脾经　　D. 手厥阴心包经

E. 手太阳小肠经

17. 极泉穴归属于（　　　）

18. 天泉穴归属于（　　　）

A. 手太阳小肠经

B. 足少阳胆经

C. 手少阴心经

D. 足阳明胃经

E. 足太阴脾经

19. 在经脉循行中，有两条主脉和一条
支脉的是（　　　）

20. 在经脉循行中，有一条主脉和两条
支脉的是（　　　）

（三）C型题

A. 输穴　　　B. 原穴

C. 两者均是　D. 两者均非

1. 神门穴在特定穴中属（　　　）

2. 后溪穴在特定穴中属（　　　）

A. 手少阴心经

B. 手太阴肺经

C. 两者均是

D. 两者均非

3. 与肺有联系的经脉是（　　　）

4. "系目系"的经脉是（　　　）

A. 手阳明大肠经

B. 手少阴心经

C. 两者均是

D. 两者均非

5. 经脉病候有"目黄"的是（　　　）

6. 经脉病候有"嗌干"的是（　　　）

A. 臂厥　　　　B. 掌中热

C. 两者均是　D. 两者均非

7. 手太阴肺经的经脉病候中有（　　　）

8. 手少阴心经的经脉病候中有（　　　）

A. 尺侧腕屈肌腱的桡侧缘

B. 腕掌侧横纹上1寸

C. 两者均是

D. 两者均非

9. 灵道穴位于（　　　）

10. 通里穴位于（　　　）

A. 灵道　　　　B. 青灵

C. 两者均是　D. 两者均非

11. 属于手少阴心经的穴位是（　　　）

12. 属于手太阳经的穴位是（　　　）

A. 心中　　　　B. 咽

C. 两者均是　D. 两者均非

13. 手少阴心经的循行经过（　　　）

14. 足太阴脾经的循行经过（　　　）

A. 舌强暴暗　　B. 失眠

C. 两者均是　D. 两者均非

15. 通里穴主治（　　　）

16. 神门穴主治（　　　）

A. 下肘中　　　　B. 入掌内后廉

C. 两者均是　D. 两者均非

17. 手少阴心经循行（　　）

18. 手太阴经循行（　　）

（四）K型题

1. 有关经脉穴叙述正确的是（　　）

①手少阴经首穴极泉，末穴少冲

②手阳明经首穴商阳，末穴迎香

③手太阳经首穴少泽，末穴听宫

④手太阴经首穴少商，末穴中府

2. 下列经脉联系"目系"的是（　　）

①手少阴心经　②足少阳胆经

③足厥阴肝经　D足阳明胃经

3. 下列关于心经主治病候有（　　）

①心痛　②渴而欲饮

③臂厥　④饥不欲食

4. "掌后锐骨"是指（　　）

①舟状骨　②腕骨之豌豆骨

③通里穴处　④神门穴处

5. 下列关于心经络脉叙述正确的是
（　　）

①在通里穴处别出

②在腕上1寸

③循行别走手太阳

④主治支膈，不能言

6. 下列井穴中位于桡侧的是（　　）

①少冲　②少商

③商阳　④少泽

7. 神门穴可主治（　　）

①失眠　②癫狂

③心痛　④痴呆

8. 手少阴心经五输穴是（　　）

①井穴少泽　②荥穴少府

③输穴大陵　④经穴灵道

9. 在下列特定穴中具有治疗"失喑不能言"作用的是（　　）

①神门　②阴郄

③少泽　④通里

10. 下列腧穴定位正确的是（　　）

①通里穴位于阴郄上0.5寸

②阴郄位于神门上1寸

③灵道穴位于通里上0.5寸

④神门位于通里上2寸

11. 下列经脉中，其病候中出现"臂厥"的有（　　）

①手少阴心经　②手厥阴心包经

③手太阴肺经　④手少阳三焦经

（五）X型题

1. 下列有关手少阴心经循行叙述正确的是（　　）

A. 起于心中

B. 出属于心

C. 上挟咽，系目系

D. 循臂内后廉

E. 掌中，循小指次指出其端

2. 联系肺脏的经脉是（　　）

A. 手少阴心经

B. 手阳明大肠经

C. 手太阴肺经

D. 手太阳小肠经

E. 手厥阴心包经

3. 手少阴心经联系的脏腑、组织器官有（　　）

A. 心　　B. 小肠　C. 肺

D. 大肠　E. 目系

4. 可以治疗心经和小肠经两经病证的腧穴有（　　）

A. 通里　B. 阴郄　C. 养老

D. 支正　E. 腕骨

5. 下列有关手少阴经筋主治病证正确的是（　　）

A. 内急、心承伏梁

B. 下为肘网

C. 其病当所过者支转筋、筋痛

D. 当脉所过者热肿

E. 虚，则不能言

6. 神门穴在特定穴中为（　　）

A. 原穴　　B. 络穴　　C. 荥穴

D. 输穴　　E. 八脉交会穴

7. 极泉穴可治疗（　　）

A. 偏瘫　　B. 腋臭　　C. 心脏病

D. 瘰疬　　E. 肘臂痛

8. 下列关于针刺方法正确的是（　　）

A. 极泉穴针刺应避开动脉

B. 少冲穴可三棱针点刺放血

C. 太渊针刺应避开动脉

D. 四肢腧穴安全，针刺无禁忌

E. 四肢腧穴均要直刺

9. 下列腧穴为络穴的有（　　）

A. 肺经—列缺

B. 心经—通里

C. 脾经—太白

D. 小肠经—后溪

E. 大肠经—偏历

10. 下列经脉循行中提到"循咽"、"挟咽"的有（　　）

A. 足少阴经　B. 手太阳经

C. 手少阴经　D. 足阳明经

E. 足太阳经

11. 下列腧穴均位于前臂尺侧腕屈肌健桡侧的有（　　）

A. 神门　　B. 阴郄　　C. 通里

D. 灵道　　E. 大陵

二、填空题

1. 手少阴心经共有_____个穴。

2. 手少阴心经的原穴是_____、络穴是_____、郄穴是_____。

3. 手少阴心经的五输穴是_____、_____、_____、_____、_____。

4. 手少阴心经起于_____穴，止于_____穴。

5. 神门穴位于_____凹陷中。主要作用是_____。

6. 手少阴心经"其直者，_____，

下出腋下"。

三、名词解释

1. 心系

2. 嗌

3. 掌后锐骨

4. 目系

四、问答题

1. 手少阴心经的腧穴共有几个？按顺序写出其名称。

2. 试述手少阴心经的循行路线（《灵枢·经脉》原文）。

3. 试述手少阴络脉的循行路线（《灵枢·经脉》原文）。

 答案

一、选择题

（一）A 型题

1. E　　2. D　　3. B　　4. B　　5. C

6. A　　7. A　　8. E　　9. B　　10. D

11. A　　12. C　　13. B　　14. E　　15. A

16. D　　17. B　　18. D　　19. B

答案分析

1. E

手少阴心经从胸走手，支脉从心系向上，沿咽喉至目系，不与肩发生直接联系。

2. D

"嗌"即咽峡部分。

11. A

阴经的井，荥，输，经，合分别属木，火，土，金，水。灵道为手少阴心经经穴，故五行属金。

12. C

手少阴心经的支脉"系目系"，但为内行线，故无穴位分布。

15.A

神门为心经原穴。

（二）B 型题

1.D　2.B　3.C　4.D　5.A

6.A　7.D　8.B　9.B　10.E

11.E　12.C　13.B　14.E　15.A

16.D　17.B　18.D　19.C　20.A

答案分析

11.E

太渊在腕掌侧横纹桡侧，桡动脉搏动处；神门位于腕掌侧横纹尺侧端，尺侧腕屈肌腱的桡侧凹陷中；大陵位于腕横纹中点处，掌长肌腱和桡侧腕屈肌腱之间。

12.C

阳溪位于腕背横纹桡侧，手拇指上翘时，当拇短伸肌腱与拇长伸肌腱之间凹陷中；阳谷位于腕横纹尺侧，当尺骨茎突与三角骨之间凹陷中；阳池位于腕背横纹中，当指伸肌腱的尺侧缘凹陷中。

14.E

足少阴肾经"循喉咙"；手少阴心经"上挟咽"，手少阴经别"上走喉咙"；手阳明经别"上循喉咙"足太阴脾经"挟咽"。足太阴经别"上结于咽"。

（三）C 型题

1.C　2.A　3.C　4.A　5.C

6.B　7.C　8.C　9.A　10.C

11.C　12.D　13.C　14.C　15.A

16.B　17.B　18.A

答案分析

1.C

阴经以输代原，输穴与原穴为同一穴位。

3.C

手太阴肺经循行"……上膈属肺……"手少阴心经循行"复从心系，却上肺……"。

6.B

手阳明大肠经病候有"口干"，而非

"嗌干"。

10.C

通里穴位于前臂掌侧，当尺侧腕屈肌腱的桡侧缘，腕横纹上 1 寸；而灵道穴同在尺侧腕屈肌腱的桡侧缘，但位于腕横纹上 1.5 寸。

（四）K 型题

1.A　2.B　3.A　4.C　5.E

6.A　7.E　8.C　9.D　10.B

11.B

答案分析

2.B

手少阴心经"系目系"；足厥阴肝经"连目系"。

4.C

"掌后锐骨"指腕骨之豌豆骨部。《类经》注"手腕下踝为锐骨，神门穴也。"

（五）X 型题

1.ACD　2.ABC　3.ABCE

4.AD　5.ABC　6.AD

7.ABCDE　8.ABC　9.ABE

10.BC　11.ABCD

答案分析

1.ACD

心经循行为"出属心系"，心系指心与各脏相连的组织，而非心。

2.ABC

手太阴经，"属肺"；手阳明经，"络肺"；手少阴经，"上肺"。

4.AD

络穴在临床应用时，既可治疗本经病证，也可治疗相表里经脉循行所过部位及其归属脏腑的疾患。心经络穴为通里，而小肠经的络穴为支正。

5.ABC

"当脉所过者热肿"为手阳明经所主病候；"虚，则不能言"为手少阴络脉所主治病证。

8.ABC

"四肢腧穴安全，针刺无禁忌"欠妥，因为四肢部有些穴位位于动脉搏动处，针刺时应该避开动脉，比如太渊穴；另外，根据病证和病人的不同，四肢部穴位针刺时，应该有所禁忌，比如对孕妇进行针刺时，合谷、三阴交穴应该禁用，以防动了胎气。

10.BC

手太阳经，"循咽"；手少阴经，支者："上挟咽"；足阳明经别，"上循咽"，本题所问的是经脉循行所涉及，而非经别所过。

二、填空题

1.9。

2.神门；通里；阴郄。

3.少冲；少府；神门；灵道；少海。

4.极泉；少冲。

5.腕部，腕掌侧横纹尺侧端，尺侧腕屈肌腱的桡侧；宁心安神。

6.复从心系，却上肺。

三、名词解释

1.心系：是指心与各脏相连的组织。主要指与心连接的大血管及其功能性联系。

2.嗌：指咽峡部。

3.掌后锐骨：指豌豆骨。

4.目系：指眼后与脑相连的组织。

四、问答题

1.答：手少阴心经的腧穴共有9个，依次为：极泉、青灵、少海、灵道、通里、阴郄、神门、少府、少冲。

2.答：手少阴心经的循行《灵枢·经脉》载："心手少阴之脉，起于心中，出属心系，下膈，络小肠。其支者，从心系，上挟咽，系目系。其直者，复从心系，却上肺，下出腋下，下循臑内后廉，行太阴、心主之后，下肘内，循臂内后廉，抵掌后锐骨之端，入掌内后廉，循小指之内，出其端。"

3.答：手少阴络脉的循行《灵枢·经脉》载："手少阴之别，名曰通里，去腕一寸；别而上行，循经入于心中，系舌本，属目系。取之去腕后一寸。别走太阳也。"

第九章　手太阳经络与腧穴

习题

一、选择题

（一）A 型题

1. 位于前臂背面尺侧，当尺骨小头近端桡侧凹陷中的是（　　）
- A. 阳池
- B. 腕骨
- C. 阳谷
- D. 养老
- E. 阳溪

2. 既循行至目锐眦，又循行至目内眦的经脉是（　　）
- A. 手少阳三焦经
- B. 手太阳小肠经
- C. 手阳明大肠经
- D. 足太阳膀胱经
- E. 足厥阴肝经

3. 足太阳膀胱经与手太阳小肠经衔接于（　　）
- A. 瞳子髎
- B. 听宫
- C. 攒竹
- D. 丝竹空
- E. 睛明

4. 下列说法错误的是（　　）
- A. 足太阳经主筋所生病
- B. 足少阴经主肾所生病
- C. 手厥阴经主脉所生病
- D. 手太阳经主津所生病
- E. 手少阳经主气所生病

5. 下列既是输穴，又是八脉交会穴的是（　　）
- A. 内关
- B. 列缺
- C. 后溪
- D. 外关
- E. 太冲

6. 手太阳小肠经"出肘内侧两骨之间"，"两骨"是指（　　）
- A. 尺骨鹰嘴和肱骨内上髁
- B. 尺骨和桡骨
- C. 尺骨鹰嘴和肱骨外上髁
- D. 尺骨茎突和豌豆骨
- E. 肱骨内上髁和肱骨外上髁

7. 前谷属于手太阳小肠经的（　　）
- A. 荥水穴
- B. 荥火穴
- C. 井金穴
- D. 输木穴
- E. 合土穴

8. 下列经脉与鼻有联系的是（　　）
- A. 手少阳三焦经
- B. 手太阴肺经
- C. 手太阳小肠经
- D. 足少阳胆经
- E. 足少阴肾经

9. 天容穴位于（　　）
- A. 颈外侧部，当下颌角的后方，胸锁乳突肌的后缘凹陷中
- B. 颈外侧部，当下颌角的后方，胸锁乳突肌的前缘凹陷中
- C. 颈外侧部，胸锁乳突肌的后缘，与喉结平
- D. 颈外侧部，当乳突的后方直下，平下颌角，胸锁乳突肌的后缘
- E. 颈部，喉结旁，胸锁乳突肌的前缘，颈总动脉搏动处

10. 下列属手太阳小肠经循行所过的是（　　）
- A. "循颊车，上耳前"
- B. "入耳中，出走耳前"
- C. "系耳后直上，出耳上角"
- D. "至目锐眦，却入耳中"

E．"至耳上角"

11．下列不属于手太阳小肠经的穴位是
（　　）
  A．温溜   B．支正
  C．秉风   D．曲垣
  E．天窗

12．大肠和小肠的下合穴均在（　　）
  A．足太阳膀胱经
  B．足太阴脾经
  C．足少阳胆经
  D．足厥阴肝经
  E．足阳明胃经

13．在八脉交会穴中，后溪配下列何穴主要用于治疗目内眦，项，耳及肩胛部疾病
（　　）
  A．照海   B．列缺
  C．足临泣 D．申脉
  E．公孙

14．支正位于（　　）
  A．前臂背面桡侧，当阳谷与小海连线上，腕背横纹上五寸
  B．前臂背面尺侧，当阳谷与小海连线上，腕背横纹上七寸
  C．前臂掌面尺侧，当阳溪与少海连线上，腕横纹上五寸
  D．前臂背面尺侧，当阳谷与小海连线上，腕背横纹上五寸
  E．前臂掌面尺侧，当阳溪与少海连线上，腕横纹上七寸

15．下列不属于八会穴的是（　　）
  A．章门   B．膈俞
  C．阳陵泉 D．悬钟
  E．天宗

16．听宫位于（　　）
  A．面部，耳屏上切迹的前方，下颌骨髁状突后缘，张口呈凹陷处
  B．面部，耳屏上切迹的前方，下颌骨髁状突后缘，闭口呈凹陷处

C．面部，耳屏前，下颌骨髁状突后缘，张口呈凹陷处
D．面部，耳屏前，下颌骨髁状突后缘，闭口呈凹陷处
E．面部，耳屏间切迹的前方，下颌骨髁状突后缘，张口呈凹陷处

17．下列不属于手太阳小肠经病候的是
（　　）
  A．嗌肿   B．目黄
  C．颊肿   D．耳聋
  E．颔肿

18．手太阳小肠经在肩部的循行是
（　　）
  A．"循肩膊内"
  B．"循臑外上肩"
  C．"出肩解，绕肩胛，交肩上"
  D．"下当肩胛左右"
  E．"上肩，出髃骨之前廉"

19．在手太阳小肠经上，平第四胸椎的穴位是（　　）
  A．肩贞   B．臑俞
  C．秉风   D．曲垣
  E．天宗

20．下列除哪项外均为郄穴（　　）
  A．中都   B．交信
  C．跗阳   D．通里
  E．梁丘

21．以喉结为水平线，颈部经脉从前向后排列的顺序是（　　）
  A．任脉，大肠经，胃经，小肠经
  B．任脉，胃经，小肠经，大肠经
  C．任脉，胃经，大肠经，小肠经
  D．任脉，大肠经，小肠经，胃经
  E．任脉，小肠经，大肠经，胃经

22．属于手太阳经穴位的是（　　）
  A．肩髃 B．肩井
  C．肩髎 D．肩贞
  E．巨骨

23. 位于前臂背面，腕横纹上5寸的是
（ ）
    A. 支正和偏历
    B. 支正和温溜
    C. 温溜和三阳络
    D. 温溜和偏历
    E. 孔最和三阳络

24. 小肠经"出肩解"，"肩解"是指
（ ）
    A. 肩胛骨   B. 肩关节
    C. 肩锁关节   D. 肩胛冈
    E. 肩峰

25. 位于肩胛部，冈上窝中央，天宗直
上，举臂有凹陷处的是（ ）
    A. 肩髃   B. 臑俞
    C. 曲垣   D. 秉风
    E. 肩外俞

26. 手太阳小肠经"出踝中，直上循臂
骨下廉"，下文是（ ）
    A. 出肘内侧两骨之间
    B. 上循桡外后廉
    C. 循桡外上肩
    D. 下循桡内后廉
    E. 入肘外廉

（二）B型题
    A. 合谷   B. 腕骨   C. 后溪
    D. 尺泽   E. 鱼际

1. 五输穴中的输穴是（ ）
2. 八脉交会穴是（ ）
    A. 少泽   B. 少冲   C. 耳门
    D. 听宫   E. 听会

3. 手太阳小肠经的起穴是（ ）
4. 手太阳小肠经的止穴是（ ）
    A. 少冲   B. 少泽   C. 腕骨
    D. 孔最   E. 小海

5. 具有催乳作用的穴位是（ ）
6. 具有退黄作用的穴位是（ ）
    A. 肩贞   B. 肩井   C. 肩外俞
    D. 肩中俞   E. 曲垣

7. 位于肩关节部位的穴位是（ ）
8. 属于"肩三针"的穴位是（ ）
    A. 手少阳三焦经
    B. 手阳明大肠经
    C. 手太阳小肠经
    D. 手少阴心经
    E. 手太阴肺经

9. 行于前臂外侧后缘的经脉是（ ）
10. "抵鼻"的经脉是（ ）
    A. 肩似拔   B. 耳聋，目黄
    C. 项似拔   D. 头凶项痛
    E. 洒洒振寒

11. 手太阳小肠经是动则病（ ）
12. 手太阳小肠经是主"液"所生病者
（ ）
    A. 手阳明大肠经
    B. 手太阳小肠经
    C. 手少阳三焦经
    D. 手太阴肺经
    E. 足阳明胃经

13. 被帛书称为"肩脉"的是（ ）
14. 经脉循行"出肘内侧两骨之间"的
是（ ）
    A. 小指   B. 目锐眦
    C. 耳   D. 心
    E. 颊

15. 手太阳经与手少阴经交接于
（ ）
16. 手太阳小肠经络于（ ）
    A. 手太阳经   B. 手少阳经
    C. 足太阳经   D. 手太阴经
    E. 手少阴经

17. 经脉循行"还循胃口"的是
（ ）
18. 经脉循行"抵胃"的是（ ）
    A. 任脉   B. 督脉
    C. 足太阳经   D. 手太阳经

E. 手阳明经

19. 肩外俞穴属于（　　）

20. 臑俞穴属于（　　）

    A. 荥穴   B. 输穴   C. 原穴

    D. 络穴   E. 合穴

21. 前谷穴是（　　）

22. 腕骨穴是（　　）

（三）C 型题

    A. 目锐眦   B. 目内眦

    C. 两者均是   D. 两者均非

1. 手太阳小肠经在头面部的循行经过（　　）

2. 足阳明胃经在头面部的循行经过（　　）

    A. 入缺盆   B. 络心

    C. 两者均是   D. 两者均非

3. 手太阳小肠经循行（　　）

4. 手阳明大肠经循行（　　）

    A. 颔肿不可以顾   B. 目黄

    C. 两者均是   D. 两者均非

5. 手太阳小肠经病候有（　　）

6. 手少阴心经病候有（　　）

    A. 前谷   B. 合谷

    C. 两者均是   D. 两者均非

7. 属于手阳明大肠经的腧穴为（　　）

8. 属于手太阳小肠经的腧穴为（　　）

    A. 天宗   B. 天容

    C. 两者均是   D. 两者均非

9. 位于颈部的腧穴是（　　）

10. 位于肩胛部的腧穴是（　　）

    A. 少泽   B. 后溪

    C. 两者均是   D. 两者均非

11. 可以治疗缺乳的穴位是（　　）

12. 可以治疗疟疾的穴位是（　　）

    A. 手太阳、阳维、阳跷脉之会

    B. 手足少阳、手太阳之会

    C. 两者均是

    D. 两者均非

13. 听宫穴是（　　）

14. 颧髎穴是（　　）

    A. 落枕   B. 腰扭伤

    C. 两者均是   D. 两者均非

15. 后溪可以治疗（　　）

16. 养老可以治疗（　　）

    A. 腕骨   B. 前谷

    C. 两者均是   D. 两者均非

17. 位于赤白肉际的穴位是（　　）

18. 为五输穴的穴位是（　　）

    A. 肩外俞   B. 肩贞

    C. 两者均是   D. 两者均非

19. 位于肩胛部的腧穴是（　　）

20. 位于肩关节部的腧穴是（　　）

    A. 原络配穴法

    B. 主客配穴法

    C. 两者均是

    D. 两者均非

21. 支正配神门属于（　　）

22. 腕骨配通里属于（　　）

（四）K 型题

1. 下列关于手太阳小肠经内容正确的是（　　）

    ①起于少泽，止于听宫

    ②循行线有一条主脉，两条支脉

    ③左右各 19 个穴

    ④主"小肠腑所生病"

2. 下列解释正确的是（　　）

    ①手太阳小肠经循行"出踝中"，"踝"指尺骨茎突

    ②手太阳小肠经循行"出踝中"，"踝"指肱骨外髁

    ③手太阳小肠经循行"别颊上𬈎"，"𬈎"指眼眶下方

    ④手太阳小肠经循行"别颊上𬈎"，"𬈎"指鼻根部位

3. 手太阳小肠经主治病候（　　）

    ①主"液"所生病

②经脉循行病

③肩背痛

④头项部疾病

4．手太阳络脉叙述正确的是（　　）

①从腕上五寸别出

②其名为支正

③赘生小疣

④关节弛缓，肘部痿废不用

5．下列经脉循行到目内眦的是（　　）

①手阳明　　②手太阳

③手少阴　　④足太阳

6．手太阳小肠经循行所联系的脏腑有（　　）

①小肠　②心　③胃　④大肠

7．手六经经别中，除……外，皆上行向头项部（　　）

①手太阴　　②手阳明

③手少阴　　④手太阳

8．后溪穴在特定穴中属于（　　）

①输穴　　　②原穴

③八脉交会穴　④八会穴

9．下列有关天宗穴叙述正确的是（　　）

①属于大肠经

②位于肩胛冈下窝中，平第四胸椎

③针刺应浅刺，以防伤及肺脏

④与膻中相配有理气散结的作用，可治疗乳房疾病

10．下列腧穴需要张口取之的有（　　）

①听宫　　　②听会

③耳门　　　④下关

11．下列腧穴针刺过深会伤及肺脏的有（　　）

①肩中俞　　②肩贞

③肩外俞　　④天宗

12．下列腧穴定位正确的是（　　）

①天窗位于胸锁乳突肌后缘，平喉结

②天容位于胸锁乳突肌前缘凹陷中，平下颌角

③扶突位于胸锁乳突肌前后缘之间，平喉结

④人迎位于胸锁乳突肌前缘，颈动脉处

13．下列属原络配穴的有（　　）

①合谷与太渊

②神门与支正

③阳溪与列缺

④腕骨与通里

14．下列腧穴属小肠经特定穴的是（　　）

①后溪　　　②支正

③小海　　　④下巨虚

15．下列具有退黄作用，可治疗黄疸的有（　　）

①腕骨　　　②前谷

③阳陵泉　　④涌泉

16．五输穴中，五行属于火的穴位有（　　）

①阳谷　　　②鱼际

③少府　　　④三间

17手太阳经循行经过（　　）

①目内眦　　②目外眦

③耳中　　　④鼻部

18．下列腧穴属于手太阳经的有（　　）

①小海　　　②少海

③天容　　　④扶突

19．入耳中的经脉是（　　）

①手阳明大肠经

②手太阳小肠经

③足阳明胃经

④足少阳胆经

20．用来治疗眼睛疾患的经脉是（　　）

①足少阳胆经

②手少阳三焦经

③足太阳膀胱经

④手太阳小肠经

（五）X型题

1.手太阳小肠经循行叙述正确的是（　　）

A.起于小指之端

B.出肩解，绕肩胛

C.从缺盆循颈

D.过客主人，前交颊，至目锐眦

E.抵鼻，至目内眦

2.与手太阳经有流注交接关系的经脉是（　　）

A.手少阴心经

B.足太阳膀胱经

C.手厥阴心包经

D.手阳明胃经

E.手少阳三焦经

3.位于手掌尺侧赤白肉际上的腧穴有（　　）

A.阳谷　　B.养老　　C.前谷

D.少泽　　E.后溪

4.下列经脉循行于颈部的有（　　）

A.手太阳　　　　B.手少阳

C.足少阳　　　　D.足太阳

E.以上都对

5.十二经脉在循行过程中，联系到胃的经脉有（　　）

A.手太阳小肠经

B.手阳明大肠经

C.足太阴脾经

D.足太阳膀胱经

E.手太阴肺经

6.手太阳小肠经的主病是（　　）

A.颔肿不可以顾

B.肩似拔，臑似折

C.耳后肩、臑、肘、臂外侧皆痛

D.耳聋、目黄、颊肿

E.目黄、口干、衄衂

7.下列腧穴为络穴的有（　　）

A.支正　　B.偏历　　C.外关

D.丰隆　　E.腕骨

8.在十二经脉中，"络心"的经脉是（　　）

A.手少阴心经

B.足少阴肾经

C.足太阳膀胱经

D.手太阳小肠经

E.足厥阴肝经

9.在病候主治上（　　）

A.手太阳小肠经主"液"所生病

B.足阳明胃经主"血"所生病

C.手阳明大肠经主"津"所生病

D.足少阳胆经主"筋"所生病

E.以上都对

10 下列腧穴不属于手太阳小肠经的是（　　）

A.少泽　　B.支正　　C.支沟

D.听宫　　E.听会

11.下列腧穴五行配属正确的是（　　）

A.少冲属金　　B.前谷属水

C.后溪属木　　D.阳谷属火

E.少海属土

12.手太阳小肠经后溪穴主治病证有（　　）

A.落枕　　　　B.腰扭伤

C.荨麻疹　　　D.泄泻

E.疟疾

13.养老穴叙述正确的有（　　）

A.位于尺骨小头近端桡侧凹陷中

B.可治疗目视不明

C.针刺体位应掌心向胸

D.直刺0.5～0.8寸

E.治疗痔疮

14. 落枕可选取的穴位有（　　）
    A. 后溪　　B. 肩髃　　C. 养老
    D. 落枕点　E. 扶突
15. 手太阳小肠经位于颈部的腧穴有（　　）
    A. 天鼎　　B. 天窗　　C. 天牖
    D. 天容　　E. 天髎
16. 下列有关腧穴归经正确的是（　　）
    A. 听宫归小肠经
    B. 听会归足少阳经
    C. 耳门归手少阳经
    D. 上关归足少阳经
    E. 下关归足阳明经
17. 下列叙述正确的是（　　）
    A. 耳前三穴从上到下依次是耳门、听宫、听会
    B. 耳前三穴从上到下依次是耳门、听会、听宫
    C. 耳前三穴从上到下依次是听会、耳门、听宫
    D. 三穴针刺均可治疗耳聋、耳鸣
    E. 三穴均需张口取穴
18. 十二经脉中，循行到眼周的经脉有（　　）
    A. 足少阳胆经
    B. 手少阳三焦经
    C. 足太阳膀胱经
    D. 手太阳小肠经
    E. 手阳明大肠经
19. 下列经脉的交接部位正确的是（　　）
    A. 手少阴心经与手太阳小肠经在小指交接
    B. 手太阴肺经与手阳明大肠经在食指交接
    C. 手太阳小肠经与足太阳膀胱经在目内眦交接

D. 足阳明胃经与手阳明大肠经在口旁交接
    E. 以上都对
20. 下列各经穴数错误的是（　　）
    A. 手太阴经 19 穴
    B. 手阳明经 20 穴
    C. 手少阴经 9 穴
    D. 手少阳经 24 穴
    E. 手太阳经 19 穴
21. 位于肩胛部的手太阳小肠经的腧穴有（　　）
    A. 天宗　　B. 秉风　　C. 臑俞
    D. 肩贞　　E. 小海
22. 手太阳小肠经以肩命名的腧穴有（　　）
    A. 肩髎　　B. 肩贞　　C. 肩外俞
    D. 肩中俞　E. 肩井

二、填空题

1. 手太阳小肠经左右各有＿＿＿＿个穴。首穴＿＿＿＿穴，末穴＿＿＿＿穴。
2. 手太阳小肠经的原穴是＿＿＿＿、郄穴是＿＿＿＿、八脉交会穴是＿＿＿＿。
3. 手太阳小肠经的五输穴是＿＿＿＿、＿＿＿＿、＿＿＿＿、＿＿＿＿、＿＿＿＿。
4. 手太阳小肠经穴有肩＿＿＿＿、肩＿＿＿＿、肩＿＿＿＿；有天＿＿＿＿、天＿＿＿＿、天＿＿＿＿。
5. 手太阳小肠经中治疗急性腰扭伤和落枕疗效较好的穴位是＿＿＿＿穴。
6. 手太阳小肠经中具有明目作用的是＿＿＿＿穴。
7. 手太阳小肠经中能够治疗乳痈的穴位是＿＿＿＿、＿＿＿＿。
8. "手太阳之别，名曰＿＿＿＿，上腕＿＿＿＿寸，内注少阴"。
9. 手太阳小肠经"入缺盆，＿＿＿＿，

属小肠"。

三、名词解释

1. 踝
2. 臂骨
3. 臑外
4. 肩解
5. 颔

四、问答题

1. 手太阳小肠经的腧穴共有几个？按顺序写出其名称。

2. 手太阳小肠经位于肩背部的穴位有哪些？

3. 试述手太阳小肠经的循行路线（《灵枢·经脉》原文）。

 答案

一、选择题

（一）A 型题

1. D　2. B　3. E　4. D　5. C
6. A　7. A　8. C　9. B　10. D
11. A　12. E　13. D　14. D　15. E
16. C　17. A　18. C　19. E　20. D
21. C　22. D　23. B　24. B　25. D
26. A

答案分析

2. B

手太阳经的一支支脉至目锐眦，另一支支脉至目内眦。

3. E

手太阳经和足太阳经衔接于目内眦睛明穴处。

4. D

手太阳经主液所生病。

7. A

阳经的井，荥，输，经，合分别属于金，水，木，火，土。前谷为小肠经荥穴，故属荥水穴。

12. E

大肠和小肠的下合穴分别为上巨虚和下巨虚，位于足阳明胃经上。

13. D

后溪通督脉，申脉通阳跷脉，二者相合于目内眦，项，耳及肩胛部，故可主治这些部位的疾病。

19. E

天宗位于肩胛部，当冈下窝中央凹陷中，平第四胸椎。

20. D

通里为手少阴经络穴。

23. B

支正位于前臂背面尺侧，当阳谷与小海连线上，腕背横纹上 5 寸，温溜位于前臂背面桡侧，当阳溪与曲池连线上，腕横纹上 5 寸。

（二）B 型题

1. C　2. C　3. A　4. D　5. B
6. C　7. A　8. A　9. C　10. C
11. A　12. B　13. B　14. B　15. A
16. D　17. D　18. A　19. D　20. D
21. A　22. C

答案分析

2. C

后溪既是输穴又是八脉交会穴之一。

10. C

手阳明大肠经循行"上挟鼻孔"而非"抵鼻"。

12. B

《灵枢·经脉》："是动则病：嗌痛，颔痛不可以顾，肩似拔，臑似折。""是主'液'所生病者：耳聋，目黄，颊肿……"。

17. D

手太阴肺经："……下络大肠，还循胃

口，上膈属肺……"。

18.A

手太阳小肠经："……循咽下膈，抵胃，属小肠"。

（三）C 型题

1.C　2.D　3.C　4'.A　5.C

6.B　7.B　8.A　9.B　10.A

11.A　12.B　13.B　14.D　15.C

16.C　17.C　18.B　19.A　20.B

21.C　22.C

答案分析

6.B　手少阴心经病候"目黄，胁痛……"，手太阳小肠经病候"……颔肿不可以顾……，耳聋，目黄……"。

14.D　颧髎是手少阳、太阳之会。

（四）K 型题

1.A　2.B　3.E　4.E　5.C

6.A　7.D　8.B　9.C　10.A

11.B　12.E　13.C　14.A　15.B

16.A　17.E　18.B　19.C　20.E

答案分析

6.A

手太阳小肠经在循行上"络心，循咽下膈，抵胃，属小肠"，联系了心、胃、小肠。

7.D

《灵枢·经别》："手太阳之正，指地，别于肩解，入腋走心，系小肠。"是手六经中唯一一条下行经别。

8.B

后溪是"输"穴，同时又是八脉交会穴之一。

9.C

天宗为手太阳小肠经的腧穴，位于肩胛冈冈下窝中央，因穴下是肩胛骨，故不会伤及肺脏。

10.A

下关位于髁状突之前凹陷中，张口时髁状突前移，凹陷消失，无法取穴，需要闭口

取之。

14.A

下合穴为六腑之气下合于足三阳经的腧穴。下巨虚为小肠腑的下合穴，故不属于小肠经的特定穴。

16.A

五输穴中，阳经"经"穴属火，阴经"荥"穴属火。

19.C

手太阳经，"至目锐眦，却入耳中"；足少阳经"从耳后入耳中"。

（五）X 型题

1.ABCE　2.AB　3.CE　4.ABC

5.ACE　6.ABD　7.ABCD　8.BD

9.ABC　10.CE　11.BCD　12.ABCE

13.ABCD　14.ACD　15.BD

16.ABCDE　17.ADE　18.ABCD

19.ABC　20.AD　21.ABCD

22.BCD

答案分析

1.ABCE

"过客主人，前交颊，至目锐眦"为手少阳经的循行线。

4.ABC

手太阳经，支者"上颊"；手少阳经，"至颊"；足少阳经，"抵于颊"。

6.ABD

"目黄、口干、衄血"为手阳明大肠经的病候；"耳后肩、臑、肘、臂外皆痛"为手少阳经的病候。本题可从经脉循行上考虑其主治病候。

7.ABCD

腕骨穴为手太阳经的原穴。

8.BD

手太阳小肠经"络心……，属小肠"；足少阴肾经，支者"络心，注胸中"。

11.BCD

根据阳井金，阴井木，少冲为手少阴经

的井穴，在五行配属上属木；少海在五行配属上属水。

20. AD

手太阴肺经为11穴；手少阳经23穴。

二、填空题

1. 19；少泽；听宫。

2. 腕骨；养老；后溪。

3. 少泽；前谷；后溪；阳谷；小海。

4. 贞；外俞；中俞；宗；窗；容。

5. 后溪。

6. 养老。

7. 少泽；天宗。

8. 支正；五。

9. 络心，循咽，下膈，抵胃。

三、名词解释

1. 踝：在此指尺骨小头隆起处。

2. 臂骨：在此指尺骨。

3. 臑外：指上臂伸侧。

4. 肩解：指肩关节部。

5. 颔：指颏下结喉上两侧肉之软处。

四、问答题

1. 答：手太阳小肠经的腧穴共有19个，依次为少泽、前谷、后溪、腕骨、阳谷、养老、支正、小海、肩贞、臑俞、天宗、秉风、曲垣、肩外俞、肩中俞、天窗、天容、颧髎、听宫。

2. 答：手太阳小肠经位于肩背部的穴位有：肩中俞、肩外俞、曲垣、秉风、天宗、臑俞、肩贞。

3. 答：小肠手太阳之脉，起于小指之端，循手外侧上腕，出踝中，直上循臂骨下廉，出肘内侧两骨之间，上循臑外后廉，出肩解，绕肩胛，交肩上，入缺盆，络心，循咽，下膈，抵胃，属小肠。其支者：从缺盆循颈，上颊，至目锐眦，却入耳中。其支者：别颊上䪼，抵鼻，至目内眦（斜络于颧）。

第十章 足太阳经络与腧穴

![习题]
习题

一、选择题

（一）A型题

1. 足太阳膀胱经起于（　　）
   A. 目下　　B. 目内眦　C. 目外眦
   D. 鼻旁　　E. 目上

2. "从巅至耳上角"的经脉是（　　）
   A. 足少阳胆经　B. 足太阳膀胱经
   C. 督脉　　　　D. 足厥阴肝经
   E. 足阳明胃经

3. "从巅入络脑，还出别下项"是哪条经脉的循行（　　）
   A. 足阳明胃经　　B. 足厥阴肝经
   C. 足太阳膀胱经　D. 督脉
   E. 足少阳胆经

4. 足太阳膀胱经与足少阴肾经交接的部位在（　　）
   A. 足大趾内侧　　B. 足大趾外侧
   C. 足二趾内侧　　D. 足二趾外侧
   E. 足小趾外侧

5. 足太阳膀胱经背部第二侧线应位于（　　）
   A. 脊柱椎体横突外侧缘
   B. 脊柱正中与肩胛骨内缘连线中点处
   C. 肩胛骨内缘线上与脊柱平行
   D. 肩胛骨下角与脊柱正中连线中点处
   E. 肩胛骨下角内缘垂直线上

6. 足太阳膀胱经入合于腘中的腧穴是（　　）

   A. 会阳　　B. 浮郄　　C. 委阳
   D. 委中　　E. 阴谷

7. 在足部与足太阳膀胱经相邻的经脉是（　　）
   A. 足阳明胃经　　B. 足少阳胆经
   C. 足太阴脾经　　D. 足厥阴肝经
   E. 足少阴肾经

8. "冲头痛，目似脱，项似拔，脊痛，腰似折，髀不可以曲"是哪条经脉的病候（　　）
   A. 足阳明胃经
   B. 足少阳胆经
   C. 足太阳膀胱经
   D. 手阳明大肠经
   E. 手少阳三焦经

9. 在《灵枢·经脉》中"是主筋所生病者"是指的哪条经脉（　　）
   A. 足阳明胃经
   B. 足少阳胆经
   C. 足太阳膀胱经
   D. 手阳明大肠经
   E. 手少阳三焦经

10. 足太阳膀胱经的络穴是（　　）
    A. 委阳　　B. 委中　　C. 昆仑
    D. 飞扬　　E. 丰隆

11. 足太阳膀胱经的起止穴是（　　）
    A. 睛明、足窍阴　B. 睛明、至阴
    C. 睛明、厉兑　　D. 承泣、至阴
    E. 承泣、厉兑

12. 足太阳膀胱经一侧共有（　　）
    A. 45穴　　B. 67穴　　C. 44穴
    D. 69穴　　E. 43穴

13. 命门穴旁开3寸为（　　）
    A. 腰阳关　B. 关元俞　C. 肾俞

D.秩边 　　E.志室

14.臀横纹中央为（　　）

A.委中　　B.委阳　　C.阴谷

D.髀关　　E.承扶

15.与命门相平的腧穴是（　　）

A.肾俞　　B.大肠俞　　C.小肠俞

D.秩边　　E.腰阳关

16.攒竹穴直上入前发际 0.5 寸是（　　）

A.曲差　　B.神庭　　C.五处

D.眉冲　　E.阳白

17.下列足太阳膀胱经穴，不位于背部第二侧线的穴位是（　　）

A.魄户　　B.阳纲　　C.风门

D.志室　　E.胞肓

18.下列足太阳膀胱经穴，不位于背部第一侧线的穴位是（　　）

A.膈俞　　B.督俞　　C.膏肓俞

D.厥阴俞　　E.气海俞

19.位于后发际正中直上 2.5 寸，旁开 1.3 寸，平枕外隆凸上缘凹陷处的穴位是（　　）

A.风池　　B.脑户　　C.玉枕

D.风门　　E.风府

20.大杼穴位于（　　）

A.第一胸椎棘突下旁开 1.5 寸

B.第二胸椎棘突下旁开 1.5 寸

C.第三胸椎棘突下旁开 1.5 寸

D.第四胸椎棘突下旁开 1.5 寸

E.第五胸椎棘突下旁开 1.5 寸

21.第九胸椎旁开 1.5 寸的为（　　）

A.膈俞　　B.胆俞　　C.脾俞

D.肝俞　　E.胃俞

22.平第二骶后孔，督脉旁开 1.5 寸的穴位是（　　）

A.小肠俞　　B.膀胱俞　　C.中膂俞

D.胞肓　　E.秩边

23.位于第五胸椎棘突下，旁开 3 寸的穴位是（　　）

A.神堂　　B.心俞　　C.灵台

D.厥阴俞　　E.神道

24.胎位不正的针灸治疗经验穴是（　　）

A.足三里　　B.关元　　C.肾俞

D.至阴　　E.少泽

25.可以治疗血证的通用穴位是（　　）

A.委中　　B.心俞　　C.脾俞

D.肝俞　　E.膈俞

26.以下治眼病的穴位中位于目内眦的是（　　）

A.瞳子髎　　B.攒竹　　C.承泣

D.丝竹空　　E.晴明

27.承山治疗肛门疾患主要是通过……的内在联系（　　）

A.经脉　　B.络脉　　C.经别

D.经筋　　E.皮部

28.根据"治风先治血"的理论，治疗风疹可以配用（　　）

A.合谷　　B.肝俞　　C.膈俞

D.肝俞　　E.心俞

29.足太阳膀胱经的原穴是（　　）

A.京骨　　B.委中　　C.昆仑

D.飞扬　　E.丰隆

30.曲差至络却之间的腧穴排列是（　　）

A.曲差承光通天五处络却

B.曲差通天五处承光络却

C.曲差五处承光通天络却

D.曲差五处通天承光络却

E.曲差承光五处通天络却

31.足太阳膀胱经循行"挟脊抵腰中，入循膂"中的"膂"是指（　　）

A.臀部肌肉群　　B.肩部肌肉群

C.股部肌肉群　　D.上臂肌肉群

E.脊柱两旁的肌肉群

32. 承筋穴位于（　　）

    A. 委中和承山之间，委中下 5 寸

    B. 委中下 3 寸

    C. 合阳与承山连线的中点

    D. 委阳与合阳之间

    E. 委阳与承山之间

33. 经脉病候"是为踝厥"的经脉是（　　）

    A. 足太阴脾经　　B. 足太阳膀胱经

    C. 足少阳胆经　　D. 足阳明胃经

    E. 足少阴肾经

34. 足太阳经背部的第一、二侧线的循行在何处会合（　　）

    A. 腰部　　B. 臀部　　C. 腘窝部

    D. 踝部　　E. 足小趾

35. "别入腘中，其一道下尻五寸，别入于肛"是哪条经别的循行（　　）

    A. 足太阴经经别

    B. 足少阴经经别

    C. 足少阳经经别

    D. 足太阳经经别

    E. 足厥阴经经别

36. 曲差穴在（　　）

    A. 攒竹直上入发际 0.5 寸

    B. 神庭与头维连线的内 1/3 与中 1/3 交点上

    C. 神庭与头维连线的中点上

    D. 眉冲与五处连线的中点上

    E. 神庭与眉冲连线的中点上

（二）B 型题

    A. "上抵头角，下耳后"

    B. "上出两指之间，循手表腕"

    C. "连目系，上出额"

    D. "从巅入络脑，还出别下项"

    E. "循指上廉，出合谷两骨间"

1. 足太阳膀胱经的循行是（　　）

2. 足厥阴肝经的循行是（　　）

    A. 飞扬　　B. 跗阳　　C. 京骨

    D. 委中　　E. 阳辅

3. 膀胱经的原穴是（　　）

4. 膀胱经的络穴是（　　）

    A. 膀胱经的合水穴

    B. 膀胱经的经火穴

    C. 膀胱经的荥火穴

    D. 膀胱经的输土穴

    E. 膀胱经的井金穴

5. 昆仑是（　　）

6. 至阴是（　　）

    A. 第六胸椎棘突下旁开 1.5 寸

    B. 第七胸椎棘突下旁开 1.5 寸

    C. 第九胸椎棘突下旁开 1.5 寸

    D. 第十胸椎棘突下旁开 1.5 寸

    E. 第十一胸椎棘突下旁开 1.5 寸

7. 胆俞穴位于（　　）

8. 肝俞穴位于（　　）

    A. 内踝正下方凹陷处

    B. 外踝正下方凹陷处

    C. 外踝前下方凹陷处

    D. 外踝尖与跟腱之间的凹陷处

    E. 内踝尖与跟腱之间的凹陷处

9. 申脉穴位于（　　）

10. 昆仑穴位于（　　）

11. 太溪位于（　　）

    A. 1.5 寸　　B. 2 寸　　C. 2.5 寸

    D. 3 寸　　E. 3.5 寸

12. 足太阳经背部第一侧线在旁开正中线（　　）

13. 足太阳经背部第二侧线在旁开正中线（　　）

    A. 气会　　B. 骨会　　C. 髓会

    D. 血会　　E. 筋会

14. 大杼是（　　）

15. 膈俞是（　　）

    A. 昆仑　　B. 京骨　　C. 金门

    D. 申脉　　E. 束骨

16. 足太阳膀胱经的郄穴是（　　）

17. 足太阳膀胱经的原穴是（　　）

    A. 足阳明胃经　　B. 足少阳胆经

    C. 足太阳膀胱经　D. 足少阴肾经

    E. 足厥阴肝经

18. 申脉属（　　）

19. 照海属（　　）

    A. 白环俞　　B. 气海俞　C. 督俞

    D. 关元俞　　E. 厥阴俞

20. 第四胸椎棘突旁开 1.5 寸为（　　）

21. 第五腰椎棘突旁开 1.5 寸为（　　）

22. 第三腰椎棘突旁开 1.5 寸为（　　）

23. 第六胸椎棘突旁开 1.5 寸为（　　）

    A. 睛明　　B. 攒竹　　C. 鱼腰

    D. 瞳子髎　E. 丝竹空

24. 眉头陷中是（　　）

25. 眉梢凹陷中是（　　）

（三）C 型题

    A. 巅顶　　　　B. 目（系）

    C. 两者均是　　D. 两者均非

1. 足太阳经脉向上行至（　　）

2. 足厥阴经脉向上行至（　　）

    A. 目外眦　　　B. 目内眦

    C. 两者均是　　D. 两者均非

3. 手太阳经脉经过（　　）

4. 足太阳经脉经过（　　）

    A. 手、足阳明经

    B. 手、足少阳经

    C. 两者均是

    D. 两者均非

5. 经脉循行经过缺盆的是（　　）

6. 挟脊抵腰中，入循膂的经脉是（　　）

    A. 输穴　　　　B. 原穴

    C. 两者均是　　D. 两者均非

7. 京骨在特定穴中属（　　）

8. 金门在特定穴中属（　　）

    A. 合穴　　　　B. 八脉交会穴

    C. 两者均是　　D. 两者均非

9. 委中属（　　）

10. 委阳属（　　）

    A. 别入于肛　　B. 循膂

    C. 两者均是　　D. 两者均非

11. 足太阳经别（　　）

12. 足太阳经脉（　　）

    A. "还出别下项，循肩膊内，挟脊抵腰中，入循膂，络肾，属膀胱"

    B. "从膊内左右别下贯胛，挟脊内"

    C. 两者均是

    D. 两者均非

13. 足太阳经在背部的第一侧线循行为（　　）

14. 足太阳经在背部的第二侧线循行为（　　）

    A. 痛经　　　　B. 腰痛

    C. 两者均是　　D. 两者均非

15. 次髎可治疗（　　）

16. 委中可治疗（　　）

（四）K 型题

1. 在十二经气血流注中，与足太阳膀胱经相互衔接的经脉是（　　）

    ①手太阳小肠经

    ②手阳明大肠经

    ③足少阴肾经

    ④足厥阴肝经

2. 足太阳膀胱经循行（　　）

    ①起于目内眦　②从巅入络脑

    ③挟脊抵腰中　④以下贯腨内

3. 循行与耳上角有关的经脉是（　　）

    ①足太阳经　　②足少阳经

    ③手少阳经　　④手太阳经

4. 联系额部的经脉有（　　）

    ①足阳明胃经

    ②足厥阴肝经

    ③足太阳膀胱经

    ④手阳明大肠经

5. 足太阳膀胱经的腧穴主要分布在

（　　）

①头项部　　　　②背腰部
③下肢后外侧部　④下肢外侧部

6. 下列各穴中，属于膀胱经的是（　　）

①膝阳关　　②昆仑
③阳陵泉　　④承扶

7. 足太阳膀胱经入前发际 0.5 寸的腧穴有（　　）

①神庭　　②眉冲
③头维　　④曲差

8. 平肩胛骨下角的腧穴有（　　）

①膈俞　　②督俞
③至阳　　④肝俞

9. 肺俞穴位于（　　）

①在背部，在肩胛冈内侧缘点与后正中线之间
②在背部，魄户穴与后正中线之间
③在背部，第三胸椎棘突下旁开1.5寸
④在背部，第二胸椎棘突下旁开1.5寸

10. 昆仑穴的主治病症有（　　）

①头痛　　②难产
③腰痛　　④目眩

11. 肾俞穴主治病症有（　　）

①阳痿　　②水肿
③耳鸣　　④呕吐

12. 以下穴位的主治功能，不正确的是（　　）

①关元俞补肾虚、调气机
②膀胱俞调膀胱、利眼目
③厥阴俞利肝胆、明眼目
④气海俞调下焦、利腰膝

13. 与魂门穴相平的有（　　）

①肝俞　　②膈俞
③筋缩　　④至阳

14. 孕妇禁针的是（　　）

①肾俞　　　②膈俞
③申脉　　　④昆仑

（五）X型题

1. 足太阳膀胱经循行（　　）

A. 起于鼻
B. 从巅入络脑
C. 循发际，至额颅
D. 以下贯臑内
E. 入缺盆

2. 膀胱经的病候有（　　）

A. 目黄　　B. 头痛　　C. 口㖞
D. 颊肿　　E. 踝厥

3. 足太阳膀胱经联系的脏腑有（　　）

A. 肝　　B. 胃　　C. 肾
D. 肺　　E. 膀胱

4. 下列不属足太阳膀胱经的穴位是（　　）

A. 膝阳关　　B. 睛明　　C. 大杼
D. 大横　　　E. 扶突

5. 位于腘横纹的穴位有（　　）

A. 阳陵泉　　B. 阴陵泉　　C. 委中
D. 委阳　　　E. 阴谷

6. 平第二腰椎的穴位有（　　）

A. 膝阳关　　B. 命门　　C. 肾俞
D. 大肠俞　　E. 志室

7. 入发际 0.5 寸的穴位是（　　）

A. 曲差　　B. 眉冲　　C. 本神
D. 神庭　　E. 正营

8. 不是背俞穴的是（　　）

A. 肺俞　　B. 腰俞　　C. 膈俞
D. 厥阴俞　E. 督俞

9. 针刺睛明应注意（　　）

A. 患者闭目
B. 医者用押手轻推眼球向外侧固定，刺手缓慢进针
C. 不捻转，不提插
D. 出针后按揉针孔片刻
E. 注意针刺深度

10. 秩边穴的主治有（　　　）
　　A. 腰痛　　　B. 小便不利
　　C. 痔疾　　　D. 坐骨神经痛
　　E. 便秘
11. 承山穴能够治疗（　　）
　　A. 腿痛转筋　B. 腰痛　　C. 痔疾
　　D. 鼻塞　　　E. 目眩
12. 联系到"目"的经脉有（　　　）
　　A. 足厥阴肝经
　　B. 足阳明胃经
　　C. 足太阳膀胱经
　　D. 手阳明大肠经
　　E. 手少阴心经

二、填空题

1. 位于前发际上 0.5 寸的穴位有督脉的神庭，膀胱经的_____和_____，胆经的_____和_____，胃经的_____。
2. 足太阳膀胱经与_____经，在_____相接。
3. 飞扬穴位于_____，属足太阳膀胱经的_____穴。
4. 至阴为足太阳膀胱经的_____穴，是临床治疗_____的经验用穴。
5. 膀胱经的募穴名为_____，背俞穴为_____。
6. 足太阳膀胱经的五输穴中井穴为至阴，荥穴为_____，输穴为_____，经穴为_____，合穴为委中。
7. 小腿后腓肠肌肌腹中央的为_____穴，腓肠肌肌腹下凹陷处为_____穴。
8. 足太阳膀胱经共有_____穴。起于_____穴，止于_____穴。
9. 足太阳膀胱经，通阳跷脉的八脉交会穴是_____。
10. 膈俞穴是特定穴中的_____穴，

属_____经。
11. 足太阳膀胱经经脉循行是从_____走_____。起于_____部，止于_____部。
12. 足太阳经经别别入于_____，属于_____，散之_____。
13. "四总穴歌"中有面口_____收，腰背_____求。

三、名词解释

1. 巅
2. 腨
3. 京骨
4. 髀枢
5. 膂

四、问答题

1. 试述足太阳膀胱经的循行路线。
2. 与睛明穴有联系的经脉有哪些？
3. 试述八髎穴的功能、定位。
4. 如何理解"腰背委中求"？
5. 至阴穴为什么能够转胎？
6. 试述足太阳经络脉的分布及其病候。
7. 试述足太阳经经别的分布。

答案

一、选择题

（一）A 型题

1. B	2. B	3. C	4. E	5. C
6. D	7. B	8. C	9. C	10. D
11. B	12. B	13. E	14. E	15. A
16. D	17. C	18. C	19. C	20. A
21. D	22. B	23. A	24. D	25. E
26. E	27. C	28. C	29. A	30. C
31. E	32. A	33. B	34. C	35. D
36. B				

答案分析

5.C

足太阳膀胱经背部第二侧线位后正中线旁开3寸,而肩胛骨内缘垂直线到后正中线为3寸。

17.C

风门穴位于足太阳膀胱经背部第一侧线上,而魄户、阳纲、志室、胞肓均分布在第二侧线上,故最佳答案应是C。

25.E

膈俞为血会穴,可治疗全身的血症。

27.C

因足太阳经别从足太阳经脉膝下分出后,进入腘窝中,有一支别入于肛,而足太阳经脉、经筋、经络不直接与肛门发生关系。

（二）B 型题

1.D	2.C	3.C	4.A	5.B
6.E	7.D	8.C	9.B	10.D
11.E	12.A	13.D	14.B	15.D
16.C	17.B	18.C	19.D	20.E
21.D	22.B	23.C	24.B	25.E

（三）C 型题

1.A	2.C	3.C	4.B	5.C
6.D	7.B	8.D	9.A	10.D
11.C	12.B	13.A	14.B	15.C
16.B				

答案分析

5.C

手阳明、手少阳,从手走头、足阳明、足少阳,从头走足,经脉循行均经过缺盆。

6.D

"挟脊抵腰中,入循膂"的经脉是足太阳膀胱经,手、足阳明,手、足少阳不经过。

（四）K 型题

| 1.B | 2.E | 3.B | 4.A | 5.A |
| 6.C | 7.C | 8.B | 9.A | 10.A |

11.A　12.C　13.B　14.D

答案分析

3.B

因足太阳经"从巅至耳上角";手少阳经"上项,系耳后直上,出耳上角"。故①、③正确。

（五）X 型题

1.BD	2.ABE	3.CE
4.ADE	5.CDE	6.BCE
7.ABCD	8.BCE	9.ABCDE
10.ABCDE	11.ABC	12.ABCE

二、填空题

1. 眉冲;曲差;头临泣;本神;头维。

2. 足少阴肾;足小趾。

3. 小腿后面,当外踝后,昆仑穴直上7寸,承山外下方1寸处;络。

4. 井;胎位不正。

5. 中极;膀胱俞。

6. 足通谷;束骨;昆仑。

7. 承筋;承山。

8.67;睛明;至阴。

9. 申脉。

10. 血会;足太阳膀胱。

11. 头;足;目内眦;足小趾。

12. 肛;膀胱;肾。

13. 合谷;委中。

三、名词解释

1. 巅:本字当作"颠",指头顶最高处。又称"脑盖"。

2. 腨:腓肠肌部。《说文》:"腨,腓肠也。"

3. 京骨:第5跖骨粗隆部,其下为京骨穴。

4. 髀枢:意指髋关节,当股骨大转子处,为环跳穴所在

5. 膂:夹脊两旁的肌肉。

四、问答题

1. 足太阳膀胱之脉起于目内眦，上额，交巅。其支者，从巅至耳上角。其直者，从巅入络脑，还出别下项，循肩膊内，挟脊抵腰中，入循膂，络肾，属膀胱。其支者，从腰中，下挟脊，贯臀，入腘中。其支者，从膊内左右别下贯胛，挟脊内，过髀枢，循髀外后廉下合腘中，以下贯踹内，出外踝之后，循京骨至小指外侧。

2. 睛明穴位于目内眦。与目内眦有联系的有足太阳膀胱经"起于目内眦"；手太阳小肠经"别颊上𩑔，抵鼻，至目内眦"；足阳明胃经"交颎中，旁约太阳之脉"；阴阳跷脉，"阴阳相交……交于目内眦"，其中阴跷脉"出人迎之前，入頄，属目内眦，合于太阳"。

3. 八髎穴是上髎、次髎、中髎、下髎穴的统称，属足太阳膀胱经，临床应用十分广泛，其功能可归纳为：①调理下焦：八髎穴是下焦疾患常用穴位，可用于治疗肾、膀胱、大小肠、子宫等疾病。②强健腰膝：八髎穴常用于腰腿疾患，《针灸大成》总结为："八髎总治腰痛"。另外，八髎还用于下肢痿痹，腿足挛痛。八髎穴位于骶后孔，上髎、次髎、中髎、下髎分别在第一、二、三、四骶后孔中。

4. 委中属足太阳膀胱经。足太阳经脉，从头走足，其中一支经脉，夹脊柱两侧下行，直抵腰部，络肾，属膀胱，复从腰部分出，挟脊贯臀，下行入腘中；另一支从肩胛内下，过髀枢，沿大腿外侧后缘，向下行，与前支于委中穴处会合。根据经脉所过、主治所及和循经取穴的规律，委中穴具有治疗腰背病症的功能。

5. 至阴穴具有通经络、正胎位之功。至阴是足太阳膀胱经的井穴，是表里经脉交接之处，是阴阳之气相交之处，故井穴可激发经气，使表里经阴阳平衡，气血调和。而膀胱与肾相表里，足少阴肾经起于足小趾之下，肾主生殖。故刺灸至阴穴可纠正胎位不正，而转胎顺产。

6. 足太阳络脉，名飞扬，在外踝上七寸处分出，走向足少阴经脉。足太阳络脉，实证，见鼻塞，头痛，背痛；虚证，见鼻流清涕，鼻出血。遇此病症可取足太阳络穴治疗。

7. 足太阳经别，从足太阳经脉分出，进入腘窝中，一支从骶骨下五寸处分出，进入于肛门，属于膀胱，散布联络肾，沿脊柱两旁的肌肉，到心部进入散布开；直行的一支，循脊部两旁的肌肉上行，进入项部，仍归属于足太阳经。

第十一章 足少阴经络与腧穴

习题

一、选择题

（一）A型题

1. 足少阴肾经的起始穴位是（　　）
   A. 太溪　　B. 俞府　　C. 至阴
   D. 涌泉　　E. 然谷

2. 然谷穴属于下列何经脉（　　）
   A. 足厥阴肝经　B. 足太阴脾经
   C. 足少阴肾经　D. 足太阳膀胱经
   E. 足少阳胆经

3. 足少阴肾经的络穴是（　　）
   A. 大钟　　B. 大包　　C. 太溪
   D. 日月　　E. 阴都

4. 在足少阴肾经经脉上，又非本经郄穴的穴位是（　　）
   A. 交信　　B. 温溜　　C. 郄门
   D. 天井　　E. 复溜

5. 照海与下列何经脉相通（　　）
   A. 任脉　　B. 督脉　　C. 冲脉
   D. 带脉　　E. 阴跷脉

6. 内踝尖下方凹陷处的穴位是（　　）
   A. 侠溪　　B. 照海　　C. 大钟
   D. 中封　　E. 昆仑

7. 复溜穴位于（　　）
   A. 水泉上1寸　B. 照海下1寸
   C. 太溪上2寸　D. 三阴交下2寸
   E. 交信前1寸

8. 属于足少阴肾经的穴位是（　　）
   A. 阴郄　　B. 阴市　　C. 阴陵泉
   D. 阴谷　　E. 阴交

9. 经脉循行"贯脊"的是（　　）

A. 足太阳膀胱经
B. 足厥阴肝经
C. 足少阴肾经
D. 足太阴脾经
E. 足少阳胆经

10. 足少阴肾经在胸腹部循行距腹正中线和距胸正中线分别是（　　）
    A. 2寸和1寸　　B. 4寸和2寸
    C. 6寸和4寸　　D. 0.5寸和2寸
    E. 2寸和0.5寸

11. 在胸部，距前正中线2寸的经脉是（　　）
    A. 足太阴脾经　　B. 手太阴肺经
    C. 足阳明胃经　　D. 足少阳胆经
    E. 足少阴肾经

12. 十二经脉中，联系脏腑最多的经脉是（　　）
    A. 足少阴肾经　　B. 足厥阴肝经
    C. 足太阳膀胱经　D. 足阳明胃经
    E. 手太阴肺经

13. 不与足少阴肾经相联系的脏腑是（　　）
    A. 膀胱　　B. 心　　C. 肺
    D. 脾　　E. 肝

14. 十二经脉中，循行至心的经脉有（　　）
    A. 2条　　B. 3条　　C. 4条
    D. 5条　　E. 6条

15. 位于腹部第一侧线的经脉是（　　）
    A. 足太阴脾经　　B. 足少阴肾经
    C. 足阳明胃经　　D. 任脉
    E. 足少阳胆经

16. 足少阴肾经的母穴是（　　）

A. 复溜　　B. 阴谷　　C. 涌泉

D. 然谷　　E. 太溪

17. 用于发汗及治疗无汗时合谷穴常配用（　　）

A. 足三里　　B. 复溜　　C. 太溪

D. 照海　　　E. 风池

18. 与阴跷脉相通的穴位是（　　）

A. 申脉　　B. 照海　　C. 公孙

D. 临泣　　E. 内关

（二）B 型题

A. 足少阴肾经的合水穴

B. 足少阴肾经的经金穴

C. 足少阴肾经的荥火穴

D. 足少阴肾经的输土穴

E. 足少阴肾经的井木穴

1. 太溪是（　　）

2. 涌泉是（　　）

3. 复溜是（　　）

A. 足少阴肾经　B. 足少阳胆经

C. 足阳明胃经　D. 足厥阴肝肝经

E. 足太阴脾经

4. 在大腿上没有穴位的经脉是（　　）

5. 有 27 个穴位的经脉是（　　）

6. 距腹正中线最近的经脉是（　　）

A. 筑宾　　B. 照海　　C. 交信

D. 地机　　E. 大钟

7. 阴维脉的郄穴是（　　）

8. 阴跷脉的郄穴是（　　）

9. 足少阴肾经的络穴是（　　）

10. 属于八脉交会穴之一的是（　　）

A. 商曲　　B. 石关　　C. 中注

D. 大赫　　E. 阴都

11. 位于脐下 4 寸的穴位是（　　）

12. 位于脐上 4 寸的穴位是（　　）

A. 太溪　　B. 然谷　　C. 照海

D. 大钟　　E. 水泉

13. 是足少阴肾经原穴又是输穴的是（　　）

14. 足少阴肾经的郄穴是（　　）

A. 横骨、气穴　B. 横骨、曲骨

C. 中注、商曲　D. 石关、阴都

E. 水道、归来

15. 根据骨度分寸，两穴之间相距 2 寸的是（　　）

16. 根据骨度分寸，两穴之间相距 3 寸的是（　　）

（三）C 型题

A. 交信　　　B. 筑宾

C. 两者均是　D. 两者均非

1. 位于足少阴上的郄穴是（　　）

2. 阴维脉的郄穴是（　　）

A. 足少阴肾经　B. 足太阴脾经

C. 两者均是　　D. 两者均非

3. 联系心的经脉为（　　）

4. 联系肺的经脉为（　　）

A. 心　　　　B. 腰脊

C. 两者均是　D. 两者均非

5. 足少阴肾经经脉联系（　　）

6. 足少阴络脉联系（　　）

A. 烦闷　　　B. 腰痛

C. 两者均是　D. 两者均非

7. 足少阴络脉病候有（　　）

8. 足少阴经筋病候有（　　）

A. 输穴　　　B. 原穴

C. 两者均是　D. 两者均非

9. 太溪穴属于（　　）

10. 太冲穴属于（　　）

A. 涌泉　　　B. 然谷

C. 两者均是　D. 两者均非

11. 能治疗泌尿系统病症的穴位是（　　）

12. 能治疗痫证的穴位是（　　）

A. 水经　　　B. 水穴

C. 两者均是　D. 两者均非

13. 然谷穴属于（　　）

14. 阴谷穴属于（　　）

A. 膝内　　　　B. 脊内

C. 两者均是　　D. 两者均非

15. 足少阴肾经经脉联系（　　）

16. 足太阴经筋联系（　　）

（四）K 型题

1. 下列属于足少阴肾经的穴位有
（　　）

①照海　　　②大钟

③俞府　　　④四满

2. 下列说法正确的是（　　）

①大钟穴是足少阴肾经络穴

②水泉穴是足少阴肾经合穴

③太溪穴是足少阴肾经原穴

④筑宾穴是阴跷脉郄穴

3. 下列穴位定位正确的是（　　）

①筑宾穴在太溪穴上 3 寸

②复溜穴在交信穴前 0.5 寸

③水泉穴在太溪穴上 1 寸

④照海穴在内踝尖下方

4. 距前正中线 0.5 寸的穴位有（　　）

①幽门　　　②阴都

③肓俞　　　④步廊

5. 距前正中线 2 寸的穴位有（　　）

①石关　　　②神藏

③中注　　　④灵墟

6. 关于交信穴说法正确的是（　　）

①太溪穴直上 3 寸

②胫骨内侧缘前方

③复溜前 1 寸

④复溜前半寸

7. 关于足少阴肾经经脉循行说法正确
的是（　　）

①起于小指之下

②别入跟中

③络心，注胸中

④连舌本，散舌下

8. 足少阴肾经经过（　　）

①目　②肺　③鼻　④肝膈

9. 关于足少阴络脉说法正确的是
（　　）

①名曰大钟　　②气逆则霍乱

③实则闭癃　　④虚则鼓胀

10. 下列关于足少阴肾经经穴说法正确
的是（　　）

①照海穴是八脉交会穴，通于阴跷
脉

②筑宾穴是阴维脉郄穴

③交信穴是阴跷脉郄穴

④复溜穴是足少阴肾经的经穴

（五）X 型题

1. 与脑发生直接联系的经脉有（　　）

A. 足少阴肾经　B. 督脉

C. 足厥阴肝经　D. 足太阳膀胱经

E. 足少阳胆经

2. 属于足少阴肾经的穴位有（　　）

A. 肓俞　　B. 俞府　　C. 阴谷

D. 曲骨　　E. 然谷

3. 属于足少阴肾经的穴位有（　　）

A. 率谷　　B. 腹通谷　　C. 照海

D. 水泉　　E. 环跳

4. 属于足少阴肾经的穴位有（　　）

A. 石门　　B. 太溪　　C. 太白

D. 涌泉　　E. 复溜

5. 下列各穴中，与脐中相平的是
（　　）

A. 肓俞　　B. 带脉　　C. 中脘

D. 大横　　E. 横骨

6. 下列穴位中，与中极穴相平的穴位
是（　　）

A. 水道　　B. 归来　　C. 府舍

D. 大赫　　E. 大横

7. 下列穴位中，属于络穴的有（　　）

A. 列缺　　B. 支沟　　C. 公孙

D. 大都　　E. 大钟

8. 下列穴位中，属于八脉交会穴的有
（　　）

A. 内关　　B. 外关　　C. 足临泣

D. 照海　　E. 申脉

9. 属于足少阴肾经的穴位有（　　）

A. 阴谷　　B. 阴陵泉　　C. 横骨

D. 交信　　E. 水泉

10. 足少阴肾经腧穴可以治疗下列何病症（　　）

A. 水肿　　B. 喘咳　　C. 泄泻

D. 腰痛　　E. 足心热

二、填空题

1. 太溪穴既是 ＿＿＿＿＿＿＿ 穴，又是 ＿＿＿＿＿＿＿ 穴。

2. 足少阴肾经的络穴是 ＿＿＿＿＿＿＿ ，位于 ＿＿＿＿＿＿＿ 。

3. 水泉穴是足少阴肾经的 ＿＿＿＿＿＿＿ 穴。

4. 复溜穴是 ＿＿＿＿＿＿＿ 穴，在太溪穴上 ＿＿＿＿＿＿＿ 寸。

5. 阴跷脉的郄穴是 ＿＿＿＿＿＿＿ ，归属 ＿＿＿＿＿＿＿ 经。

三、名词解释

1. 然骨

2. 腨内

3. 心惕惕

四、问答题

1.《灵枢·经脉》是如何记述足少阴肾经经脉循行的？

2.《灵枢·经脉》是如何记述足少阴络脉循行的？

3. 请写出足少阴肾经上五输穴的名称，定位。

4. 与"舌本"有联系的经脉有哪些？请写出与"舌本"有关的经脉循行原文。

 答案

一、选择题

（一）A型题

1. D　　2. C　　3. A　　4. A　　5. E

6. B　　7. C　　8. D　　9. C　　10. D

11. E　　12. A　　13. D　　14. C　　15. B

16. A　　17. B　　18. B

答案分析

12. A

十二经脉中，"属肾，络膀胱，……从肾上贯肝、膈，入肺中，……从肺出，络心，注胸中。"肾经是联系脏腑最多的经脉。

14. C

十二经脉中，循行至心的经脉有手少阴心经、手太阳小肠经、足太阴脾经、足少阴肾经共计4条。

17. B

用于发汗及治疗无汗时合谷穴常与复溜穴配用。

（二）B型题

1. D　　2. E　　3. B　　4. A　　5. A

6. A　　7. A　　8. C　　9. E　　10. B

11. D　　12. E　　13. A　　14. E　　15. A

16. C

答案分析

5. A

足少阴肾经穴位左右各27个。

（三）C型题

1. C　　2. B　　3. C　　4. A　　5. C

6. B　　7. C　　8. D　　9. C　　10. C

11. C　　12. A　　13. A　　14. C　　15. C

16. C

答案分析

14. C

阴谷为足少阴肾经合穴，足少阴肾经属

水，阴经合穴属水。

（四）K 型题

1. E　　2. B　　3. D　　4. A　　5. C

6. D　　7. A　　8. C　　9. B　　10. E

（五）X 型题

1. BD　　　2. ABCE　　　3. BCD

4. BDE　　5. ABD　　　6. BCD

7. ACE　　8. ABCDE　　9. ACDE

10. ABCDE

答案分析

10. ABCDE

足少阴肾经腧穴可以治疗水肿、喘咳、泄泻、腰痛、足心热等病症。

二、填空题

1. 输穴；原穴。

2. 大钟；太溪穴下 0.5 寸，当跟腱附着部的内侧凹陷中。

3. 郄。

4. 经（金）；2。

5. 交信；足少阴肾。

三、名词解释

1. 然骨：指内踝前突起的舟骨粗隆。

2. 腨内：指小腿内侧。

3. 心惕惕：指心中怦怦跳动。

四、问答题

1. 答：肾足少阴之脉，起于小指之下，邪走足心，出于然骨之下，循内踝之后，别入跟中，以上腨内，出腘内廉，上股内后廉，贯脊属肾，络膀胱。其直者，从肾上贯肝膈，入肺中，循喉咙，挟舌本。其支者，从肺出，络心，注胸中。

2. 答：足少阴之别，名曰大钟，当踝后绕跟，别走太阳；其别者，并经上走于心包下，外贯腰脊。

3. 答：五输穴分别是

涌泉（井穴）

定位：在足底部，卷足时足前部凹陷处，约当足底二、三趾趾缝纹头端与足跟连线的前 1/3 与后 2/3 交点上。

然谷（荥穴）

定位：在足内侧缘，足舟骨粗隆下方，赤白肉际。

太溪（输穴）

定位：在足内侧，内踝后方，当内踝尖与跟腱之间的凹陷处。

复溜（经穴）

定位：在小腿内侧，太溪直上 2 寸，跟腱的前方。

阴谷（合穴）

定位：在腘窝内侧，屈膝时，当半腱肌腱与半膜肌腱之间。

4. 答：与"舌本"有联系的经脉有足太阴脾经和足少阴肾经。

足太阴脾经的相关原文是"脾足太阴之脉，起于大指之端，循指内侧白肉际，过核骨后，上内踝前廉，上腨内，循胫骨后，交出厥阴之前，上循膝股内前廉，入腹，属脾，络胃，上膈，挟咽，连舌本，散舌下。"

足少阴肾经的相关原文是"其直者，从肾上贯肝膈，入肺中，循喉咙，挟舌本。"

第十二章　手厥阴经络与腧穴

习题

一、选择题

（一）A型题

1. 手厥阴心包经脉的循行起于（　　）
   A. 中焦　　B. 中脘　　C. 心中
   D. 胸中　　E. 心包络

2. "循胸出胁，下腋三寸，上抵腋下"的是（　　）
   A. 手厥阴经脉　　B. 手厥阴络脉
   C. 足太阴经脉　　D. 足太阴络脉
   E. 以上均非

3. 行太阴少阴之间入肘中的经脉是（　　）
   A. 肺经　　B. 大肠经　C. 心经
   D. 小肠经　　E. 心包经

4. "行两筋之间，入掌中，循中指，出其端"的是（　　）
   A. 手少阴经脉　　B. 手厥阴经脉
   C. 手阳明经脉　　D. 手阳明络脉
   E. 手太阴络脉

5. 下列经脉中，有表里关系的是（　　）
   A. 肾与心包　　B. 胆与三焦
   C. 心包与三焦　　D. 肝与心
   E. 脾与肺

6. "别下渊腋三寸，入胸中，别属三焦……"的是（　　）
   A. 足太阴经脉　　B. 足太阴络脉
   C. 手厥阴经脉　　D. 手厥阴络脉
   E. 以上均非

7. 手厥阴心包经与手少阳三焦经交接的部位是（　　）
   A. 中指内侧　　B. 中指外侧
   C. 中指指尖　　D. 大指次指
   E. 小指次指

8. 手厥阴心包经在上肢的循行路线是（　　）
   A. 上肢内侧前廉
   B. 上肢内侧后廉
   C. 上肢内侧中部
   D. 上肢外侧前廉
   E. 上肢外侧后廉

9. 位于手掌心，当第二、三掌骨之间偏于第三掌骨的穴位是（　　）
   A. 中渚　　B. 合谷　　C. 鱼际
   D. 劳宫　　E. 少府

10. 手厥阴心包经与阴维脉交通的穴位是（　　）
    A. 劳宫　　B. 内关　　C. 外关
    D. 大陵　　E. 列缺

11. 心包经腧穴一般不主治的病候是（　　）
    A. 心痛　　B. 胃痛　　C. 腰痛
    D. 心悸　　E. 癫狂

12. 手厥阴心包经五输穴中的经穴名为（　　）
    A. 曲泽　　B. 间使　　C. 郄门
    D. 经渠　　E. 大陵

13. 与足少阴肾经在胸中交接的经脉是（　　）
    A. 手少阴心经
    B. 足太阳膀胱经
    C. 手少阳三焦经
    D. 手厥阴心包经
    E. 手太阳小肠经

14. 与手厥阴经别相合的经脉是（ ）

　　A. 足阳明经　　B. 手少阳经

　　C. 手阳明经　　D. 足少阳经

　　E. 手太阳经

15. "主脉所生病者"的经脉是（ ）

　　A. 手厥阴心包经　B. 手太阴肺经

　　C. 足少阳胆经　　D. 手少阴心经

　　E. 手少阳三焦经

16. 手厥阴心包经的原穴是（ ）

　　A. 内关　　B. 大陵　　C. 间使

　　D. 通里　　E. 神门

17. "入胸中，别属三焦，出循喉咙"的是（ ）

　　A. 手少阳经脉　　B. 手厥阴经脉

　　C. 手厥阴络脉　　D. 手厥阴经别

　　E. 手少阳经别

18. 手厥阴经别"出"于（ ）

　　A. 面　　B. 口　　C. 耳后

　　D. 项　　E. 耳前

（二）B 型题

　　A. 太渊　　B. 大都　　C. 大陵

　　D. 阴郄　　E. 郄门

1. 心包经的郄穴是（ ）

2. 心包经的原穴是（ ）

　　A. "去腕两寸，出于两筋之间"

　　B. "上出两指之间、循手表腕"

　　C. "从肺出，络心，注胸中"

　　D. "循胸出胁，下腋三寸"

　　E. "出渊腋下三寸，布胸中"

3. 肾经与心包经交接的支脉是（ ）

4. 手厥阴心包经的循行是（ ）

　　A. 心包经的荥火穴

　　B. 心包经的井金穴

　　C. 心包经的输土穴

　　D. 心包经的合水穴

　　E. 心包经的井木穴

5. 曲泽是（ ）

6. 中冲是（ ）

　　A. 井穴　　B. 荥穴　　C. 输穴

　　D. 八会穴　　E. 八脉交会穴

7. 内关是（ ）

8. 大陵是（ ）

　　A. 癫狂、昏迷、小儿惊风

　　B. 心痛、呕吐、呃逆、癫痫

　　C. 心痛、呕血、咳血、鼻衄

　　D. 胸痛、咳嗽、肘臂挛痛

　　E. 热病、中暑、舌强肿痛

9. 位于腕横纹上 5 寸两筋间的穴位主治（ ）

10. 手厥阴心包经的络穴主治病症为（ ）

　　A. 足太阴经与手太阳经交接处

　　B. 手厥阴经与手少阳经交接处

　　C. 足少阴经与手少阴经交接处

　　D. 足少阳经与足厥阴经交接处

　　E. 足少阴经与手厥阴经交接处

11. 胸中是（ ）

12. 手无名指端是（ ）

　　A. 大陵　　B. 内关　　C. 间使

　　D. 郄门　　E. 阴郄

13. 手厥阴心包经的输穴是（ ）

14. 手厥阴心包经的原穴是（ ）

　　A. 手厥阴经脉　　B. 手少阳经脉

　　C. 手厥阴络脉　　D. 手少阳络脉

　　E. 手厥阴经别

15. "出于两筋之间，循经以上，系于心包，络心系"的是（ ）

16. "入胸中，别属三焦，出循喉咙，出耳后，合少阳完骨之下"的是（ ）

（三）C 型题

　　A. 心痛　　　　B. 烦心

　　C. 两者均是　　D. 两者均非

1. 手厥阴经脉主治（ ）

2. 手厥阴络脉主治（ ）

　　A. 输穴　　　　B. 原穴

C. 两者均是　　　D. 两者均非

3. 内关在特定穴中属（　　　）

4. 大陵在特定穴中属（　　　）

　　A. 两筋间，腕掌侧横纹上 3 寸

　　B. 两筋间，腕掌侧横纹上 5 寸

　　C. 两者均是

　　D. 两者均非

5. 间使穴位于（　　　）

6. 大陵穴位于（　　　）

　　A. 井穴　　　　　B. 八脉交会穴

　　C. 两者均是　　　D. 两者均非

7. 内关属于（　　　）

8. 曲泽属于（　　　）

　　A. 喉咙　　　　　B. 耳后

　　C. 两者均是　　　D. 两者均非

9. 手厥阴经脉循行经过（　　　）

10. 手厥阴经别循行经过（　　　）

　　A. 大陵　　　　　B. 内关

　　C. 两者均是　　　D. 两者均非

11. 手厥阴经的络穴是（　　　）

12. 通阴维脉的穴位是（　　　）

　　A. 手厥阴经脉　　B. 手少阳经脉

　　C. 两者均是　　　D. 两者均非

13. 手厥阴经别合于（　　　）

14. 手太阳经别合于（　　　）

　　A. 胸部病　　　　B. 神志病

　　C. 两者均是　　　D. 两者均非

15. 手太阴经脉主治（　　　）

16. 手厥阴经脉主治（　　　）

（四）K 型题

1. 下列穴位中，平第四肋间隙的穴位有（　　　）

　　①天溪　　　　②乳中

　　③天池　　　　④中庭

2. 内关穴为（　　　）

　　①四会穴　　　②八脉交会穴

　　③原穴　　　　④手厥阴络穴

3. 手厥阴经脉循行（　　　）

　　①起于胸中，出属心包

　　②出渊腋下三寸，布胸胁

　　③下臂，行两筋之间

　　④别掌中，循小指出其端

4. 手厥阴经腧穴可治疗（　　　）

　　①癫狂　　　　②呕吐

　　③胸闷　　　　④下肢肿

5. 下列腧穴定位正确者是（　　　）

　　①间使位两筋间，掌侧横纹上 3 寸

　　②郄门距大陵上 5 寸，距曲泽下 7 寸

　　③天泉位腋前纹头下 2 寸

　　④曲泽在肘横纹上，肱二头肌腱桡侧缘

6. 劳宫穴可治疗（　　　）

　　①中风昏迷　　②癫狂

　　③心痛　　　　④口疮

7. 手厥阴经别联系的部位有（　　　）

　　①目　②耳后　③鼻　④喉咙

8. 下列穴位中，属于原穴的是（　　　）

　　①神门　　　　②大都

　　③大陵　　　　④天池

9. 与手厥阴经相交接的经脉是（　　　）

　　①足太阴经　　②足厥阴经

　　③手太阳经　　④手少阳经

10. 循行经过肘中的经脉是（　　　）

　　①手太阴经　　②手太阳经

　　③手厥阴经　　④手少阳经

（五）X 型题

1. 位于肘横纹上的穴位有（　　　）

　　A. 天池　　B. 尺泽　　C. 天井

　　D. 小海　　E. 曲泽

2. 属特定穴的是（　　　）

　　A. 内关　　B. 间使　　C. 天泉

　　D. 劳宫　　E. 大陵

3. 下列不属手厥阴心包经的穴位是（　　　）

　　A. 间使　　B. 阴郄　　C. 会宗

D. 郄门　　E. 曲池

4. 可治疗热病又属于心包经的腧穴有（　　）

A. 中冲　　B. 少泽　　C. 劳宫

D. 曲泽　　E. 少冲

5.《灵枢·经脉》中手厥阴经脉的循行是（　　）

A. 起于胸中

B. 出属心包

C. 起于心中

D. 循胸出胁，下腋三寸

E. 复从心系，却上肺

6. 手厥阴经脉的主治病候是（　　）

A. 目黄　　B. 烦心　　C. 掌心热

D. 心痛　　E. 臂厥

7. 曲泽穴主治的病症有（　　）

A. 胃痛　　B. 齿痛　　C. 心痛

D. 项背痛　　E. 肘臂痛

8. 与内关穴有关的是（　　）

A. 与八脉交会穴中的后溪相配

B. 可治阴维脉病

C. 为手厥阴经原穴

D. 与八脉交会穴中的公孙相配

E. 主治心痛

9. 与手厥阴经别相联系的是（　　）

A. 舌本　　B. 目系　　C. 耳后

D. 上齿　　E. 喉咙

10. 与心包联系的有（　　）

A. 手厥阴经脉　　B. 手厥阴络脉

C. 手厥阴经别　　D. 手少阳经脉

E. 手少阳络脉

二、填空题

1. 手厥阴心包经脉首穴为_____，末穴为_____。

2. 内关既是手厥阴心包经的_____穴，又为八脉交会穴之一，通_____脉。

3. 曲泽是_____经的合穴，位于肘

横纹中，肱二头肌腱的_____侧缘。

4. 手厥阴经脉的郄穴是_____，位于腕掌侧横纹上_____寸。

5. 手厥阴心包经中长于泻火除烦，治疗口疮的穴是_____和_____。

三、名词解释

1. 历络三焦

2.（循）臑内

3. 小指次指

四、问答题

1. 试述手厥阴心包经循行原文，其五输穴是哪些？

2. 简述内关穴的功能主治。

答案

一、选择题

（一）A 型题

1. D　　2. A　　3. E　　4. B　　5. C

6. E　　7. E　　8. C　　9. D　　10. B

11. C　　12. B　　13. D　　14. B　　15. A

16. B　　17. D　　18. C

答案分析

6. E

"别下渊腋三寸，入胸中，别属三焦……"是手厥阴经别的循行，既不是手厥阴经脉，也不是手厥阴络脉的循行。

11. C

心包经腧穴以治疗心胸胃、神志病，以及经脉所过部位的病候为主，不治疗腰痛。

（二）B 型题

1. E　　2. C　　3. C　　4. D　　5. D

6. E　　7. E　　8. C　　9. C　　10. B

11. E　　12. B　　13. A　　14. A　　15. C

16. E

答案分析

5.D

阴经的井穴在五行中属木，故中冲是心包经的井木穴。

6.E

曲泽是心包经的合穴，在五行中属水。

9.C

位于腕横纹上 5 寸两筋间的穴位是郄门，因其为心包经的郄穴，故除了治疗与心包经有关的病症外，还可治疗血症，如呕血、咳血、鼻衄等。

10.B

手厥阴心包经的络穴为内关，其主治病症以心、胃、胸及神志病症为主，如心痛、呕吐、呃逆、癫痫等。

14.A

阴经的原穴即五输穴中的输穴。故手厥阴心包经的原穴、输穴都是大陵。

（三）C 型题

1.C   2.C   3.D   4.C   5.A
6.D   7.B   8.D   9.D   10.C
11.B   12.B   13.B   14.D   15.A
16.C

答案分析

9.D

手厥阴经脉循行不上头，亦不经过喉咙和耳后。

10.C

手厥阴经别"出循喉咙，出耳后，合少阳完骨之下"。

13.B

阴经别合于相表里的阳经经脉，故手厥阴经别合于手少阳经脉。

14.D

阳经别合于本经，故手太阳经别合于手太阳经脉。

（四）K 型题

1.A   2.C   3.B   4.A   5.A

6.E   7.C   8.B   9.D   10.B

答案分析

4.A

手厥阴经腧穴以治疗心胸胃病，神志病及经脉循行所过部位的病症为主，不治疗下肢肿。

7.C

手厥阴经别"循喉咙，出耳后"联系的器官有喉咙和耳后。

10.B

手太阴肺经循行"下肘中"，手厥阴心包经循行"入肘中"。根据题意，答案应是B。

（五）X 型题

1.BE   2.ABDE   3.BCE
4.ACD   5.ABD   6.ABCDE
7.ACE   8.BDE   9.CE
10.ABD

答案分析

2.ABDE

除天泉不属于特定穴外，内关是络穴和八脉交会穴，间使是经穴，劳宫是井穴，大陵是输穴、原穴。

4.ACD

少泽为小肠经井穴，少冲为心经井穴，虽有治疗热病的作用，但不符合题意。

7.ACE

曲泽穴是心包经的合穴，根据经脉循行与联系，该穴不主治齿痛、项背痛。

10.ABD

手厥阴、手少阳经脉分别属络心包，手厥阴络脉系于心包，手少阳络脉合心主即心包。

二、填空题

1.天池；中冲。

2.络；阴维。

3.手厥阴心包；尺。

4. 郄门；5。

5. 大陵；劳宫。

三、名词解释

1. 历络三焦：指自胸至腹依次联络上、中、下三焦。

2.（循）臑内：臑，指上臂，屈侧称臑内，当肱二头肌部，指手厥阴心包经在肱二头肌部位循行。

3. 小指次指：无名指，即第四指。

四、问答题

1. 答：心主手厥阴心包络之脉，起于胸中，出属心包，下膈，历络三焦。

其支者，循胸出胁，下腋三寸，上抵腋下，循臑内，行太阴、少阴之间，入肘中，下臂，行两筋之间，入掌中，循中指，出其端。

其支者，别掌中，循小指次指出其端。

其五输穴为：中冲（井穴），劳宫（荥穴），大陵（输穴、原穴），间使（经穴），曲泽（合穴）

2. 答：内关为手厥阴心包经络穴，有通心调神，和胃降逆，行气止痛等功效。它是治疗心、胸、胃、神志病的常用穴；又为八脉交会穴，通阴维脉。阴维脉病，易出现心痛、胃痛、胸腹痛等里症，所以又说"阴维为病苦心痛"。故内关穴主要用于四方面疾病的治疗：①心痛，胸闷；②头痛，眩晕；③胃痛，呕吐；④肘臂痛。若内关与其他穴位配合则治疗范围更广泛，如与合谷，液门相配治疗手指麻木，与神门相配治疗失眠等等。

第十三章 手少阳经络与腧穴

![习题图标] 习题

一、选择题

(一) A型题

1. 手少阳三焦经脉的循行起于 ( )
   A. 胸中　　　　B. 心中
   C. 中指之端　　D. 大指次指之端
   E. 小指次指之端

2. "上出两指之间,循手表腕"的经脉是 ( )
   A. 手厥阴经脉　　B. 手少阴经脉
   C. 手少阳经脉　　D. 手阳明经脉
   E. 以上均非

3. 入耳中,过耳前,至目锐眦的经脉是 ( )
   A. 心经　　B. 小肠经　　C. 大肠经
   D. 三焦经　　E. 胆经

4. "上贯肘,循臑外上肩,而交出足少阳之后"的经脉是 ( )
   A. 胆经　　B. 膀胱经　　C. 三焦经
   D. 大肠经　　E. 小肠经

5. 手少阳三焦经脉的循行是 ( )
   A. "上入两筋之中,循臂上廉,入肘外廉"
   B. "循手表腕,出臂外两骨之间,上贯肘"
   C. "循臂骨下廉,出肘内侧两骨之间"
   D. "出肩解,绕肩胛,交肩上,入缺盆"
   E. "从缺盆循颈,上颊,至目锐眦,却入耳中"

6. 手少阳三焦经通阳维脉的穴位是 ( )
   A. 阳池　　B. 阳溪　　C. 外关
   D. 内关　　E. 上关

7. 手少阳经与足少阳经脉相交接的部位在 ( )
   A. 鼻旁　　B. 耳旁　　C. 目下
   D. 目内眦　　E. 目外眦

8. 手少阳三焦经脉循行于头面部,联系的器官有 ( )
   A. 口、齿　　B. 鼻、目
   C. 眼、耳　　D. 耳、鼻
   E. 口、舌

9. 手少阳三焦经主 ( )
   A. 气所生病　　B. 血所生病
   C. 津所生病　　D. 液所生病
   E. 脉所生病

10. "去腕二寸,外绕臂,注胸中,合心主"的是 ( )
    A. 手少阳经脉　　B. 手少阳经别
    C. 手厥阴经脉　　D. 手厥阴经别
    E. 以上均非

11. 三焦经腧穴一般不主治的病候是 ( )
    A. 目赤肿痛　　B. 耳鸣耳聋
    C. 偏头痛　　D. 腹胀满
    E. 热病

12. "耳聋,浑浑焞焞,嗌肿,喉痹"属于 ( )
    A. 大肠经病候　　B. 小肠经病候
    C. 三焦经病候　　D. 胆经病候
    E. 胃经病候

13. 手少阳三焦经的原穴是 ( )
    A. 液门　　B. 支沟　　C. 中渚

D. 阳溪　　E. 阳池

14. 手少阳三焦经的郄穴是（　　）

A. 郄门　　B. 阴郄　　C. 会宗

D. 外关　　E. 支沟

15. 手少阳三焦经腧穴中能治疗肘臂痛及瘰疬的是（　　）

A. 液门　　B. 支沟　　C. 曲池

D. 天井　　E. 外关

16. 属于三焦经，宜张口直刺的腧穴是（　　）

A. 听宫　　B. 耳门　　C. 上关

D. 下关　　E. 翳风

17. 位于阳池穴上3寸，尺骨与桡骨之间的腧穴是（　　）

A. 偏历　　B. 会宗　　C. 支沟

D. 支正　　E. 外关

18. 天井穴位于（　　）

A. 肘尖下方凹陷处

B. 肘尖上方凹陷处

C. 肘尖直上1寸凹陷处

D. 肘横纹上两骨之间

E. 大椎与肩峰连线的中点

19. 属于三焦经，定位在肩峰后下方凹陷处的腧穴是（　　）

A. 肩贞　　B. 肩井　　C. 肩髃

D. 肩髎　　E. 天髎

20. 位于耳垂后方，当乳突与下颌角之间凹陷处的腧穴是（　　）

A. 天容　　B. 天柱　　C. 完骨

D. 翳明　　E. 翳风

21. 三焦经穴中长于治疗便秘的腧穴是（　　）

A. 外关　　B. 天井　　C. 阳池

D. 支沟　　E. 三阳络

22. 用灯火灸治疗小儿腮腺炎最宜选取（　　）

A. 百会　　B. 角孙　　C. 头维

D. 耳门　　E. 肩井

23. 根据经脉循行，针灸治疗耳鸣耳聋宜选取的一组腧穴为（　　）

A. 翳风、听宫、中渚

B. 耳尖、耳门、耳中

C. 头维、外关、足临泣

D. 颊车、下关、合谷

E. 风池、率谷、丝竹空

24. 手少阳经的起止穴分别是（　　）

A. 关冲、耳门

B. 天冲、丝竹空

C. 关冲、丝竹空

D. 少冲、听宫

E. 天池、中冲

25. 属于手少阳三焦经的穴名数一侧有（　　）

A. 19个　　B. 20个　　C. 21个

D. 23个　　E. 27个

（二）B 型题

A. 阳池　　B. 阳溪　　C. 后溪

D. 支沟　　E. 外关

1. 八脉交会穴中与阳维脉相通的穴是（　　）

2. 属于三焦经五输穴中的经穴为（　　）

A. "从耳后入耳中，出走耳前，过客主人"

B. "上抵头角，下耳后"

C. "从耳后入耳中，出走耳前，至目锐眦后"

D. "至目锐眦，却入耳中"

E. "从巅至耳上角"

3. 手少阳三焦经的循行是（　　）

4. 手太阳小肠经的循行是（　　）

A. 三焦经的合水穴

B. 三焦经的合土穴

C. 三焦经的荥火穴

D. 三焦经的井金穴

E. 三焦经的井木穴

5. 关冲是（　　　）

6. 天井是（　　　）

A. 手环指末节桡侧指甲角旁

B. 手环指末节尺侧指甲角旁

C. 腕背横纹上2寸，尺骨与桡骨之间

D. 腕背横纹上3寸，尺骨的桡侧缘

E. 阳池与肘尖连线上，腕背横纹上3寸

7. 手少阳三焦经的井穴位于（　　　）

8. 手少阳三焦经的郄穴位于（　　　）

A. 3寸　　B. 4寸　　C. 11寸

D. 12寸　　E. 13寸

9. 阳池与天井之间的骨度分寸是（　　　）

10. 会宗与阳池之间的骨度分寸是（　　　）

A. 目下　　B. 目上　　C. 目内眦

D. 目外眦　　E. 鼻旁

11. 手少阳经与足少阳经脉相交接的部位在（　　　）

12. 手太阳经与足太阳经脉相交接的部位在（　　　）

A. "循手表腕，出臂外两骨之间，上贯肘"

B. "下臂，行两筋之间，入掌中"

C. "上入两筋之中，循臂上廉，入肘外廉"

D. "去腕二寸，外绕臂，注胸中，合心主"

E. "去腕二寸，出于两筋之间，……络心系"

13. 手少阳络脉的循行是（　　　）

14. 手厥阴络脉的循行是（　　　）

A. 手阳明经别　　B. 手阳明络脉

C. 手少阳经别　　D. 手少阳络脉

E. 手少阳经脉

15. "系耳后，直上出耳上角"的是（　　　）

16. "入耳，合于宗脉"的是（　　　）

A. 喉痹　　B. 齿痛　　C. 耳鸣

D. 头痛　　E. 肩痛

17. 手少阳经腧穴不主治（　　　）

18. 手阳明经腧穴不主治（　　　）

A. 手阳明大肠经

B. 手太阳小肠经

C. 手少阳三焦经

D. 足阳明胃经

E. 足太阳膀胱经

19. 耳门穴归属于（　　　）

20. 会宗穴归属于（　　　）

（三）C型题

A. 上齿中　　B. 下齿中

C. 两者均是　　D. 两者均非

1. 手少阳经脉循行入（　　　）

2. 手阳明经脉循行入（　　　）

A. 八会穴　　B. 原穴

C. 两者均是　　D. 两者均非

3. 外关属于特定穴中的（　　　）

4. 太渊属于特定穴中的（　　　）

A. 2寸　　B. 3寸

C. 两者均是　　D. 两者均非

5. 支沟与阳池之间的骨度分寸是（　　　）

6. 肩髎与天髎之间的骨度分寸是（　　　）

A. 郄穴　　B. 输穴

C. 两者均是　　D. 两者均非

7. 中渚属于特定穴中的（　　　）

8. 会宗属于特定穴中的（　　　）

A. 耳前　　B. 耳后

C. 两者均是　　D. 两者均非

9. 手阳明经脉循行经过（　　　）

10. 手少阳经脉循行经过（　　　）

A. 心包　　B. 肺

C. 两者均是　　D. 两者均非

11. 手少阳经脉的循行联系到（　　）

12. 手太阳经脉的循行联系到（　　）

   A. 消渴　　　　　B. 耳鸣

   C. 两者均可　　　D. 两者均否

13. 中渚穴长于治疗的病症是（　　）

14. 翳风穴长于治疗的病症是（　　）

   A. 肩井　　　　　B. 肩外俞

   C. 两者均是　　　D. 两者均非

15. 手少阳三焦经分布于肩上的腧穴是
（　　）

16. 手太阳小肠经分布于肩上的腧穴是
（　　）

   A. 血所生病　　　B. 液所生病

   C. 两者均是　　　D. 两者均非

17. 手少阳三焦经是主（　　）

18. 手阳明大肠经是主（　　）

   A. 大肠经病候　　B. 三焦经病候

   C. 两者均是　　　D. 两者均非

19. "齿痛，颈肿，……喉痹"属于
（　　）

20. "耳聋，浑浑焞焞，嗌肿，喉痹"
属于（　　）

（四）K型题

1. 下列属于八脉交会穴的是（　　）

   ①关元　　　　②上关

   ③下关　　　　④外关

2. 上关穴在《灵枢·经脉》中又称为
（　　）

   ①天应穴　　　②不定穴

   ③目锐眦　　　④客主人

3. 下列各经荥穴正确的是（　　）

   ①肾经太溪　　②脾经大都

   ③心经劳宫　　④三焦经液门

4. 以下腧穴定位正确的是（　　）

   ①听宫位于耳屏前，下颌骨髁状突
    之后

   ②耳门位于耳屏上切迹前，下颌骨
    髁状突之后

   ③翳风在耳垂后方，当乳突与下颌
    角之间的凹陷处

   ④天容在下颌角的后方，当胸锁乳
    突肌之后的凹陷处

5. 下列腧穴定位正确者是（　　）

   ①中极距关元1寸，距归来2寸

   ②郄门距内关2寸，距曲泽7寸

   ③支沟距阳池3寸，距外关1寸

   ④偏历距阳溪3寸，距温溜3寸

6. 手少阳三焦经脉的循行是（　　）

   ①起于小指次指之端

   ②循手表腕

   ③上贯肘

   ④出髃骨之前廉

7. 经脉循行达目锐眦的是（　　）

   ①足厥阴肝经

   ②足少阳胆经

   ③手厥阴心包经

   ④手少阳三焦经

8. 入耳中的经脉是（　　）

   ①手太阳小肠经

   ②足太阳膀胱经

   ③手少阳三焦经

   ④足阳明胃经

9. 下列各穴中，属于三焦经的是
（　　）

   ①三阳络　　　②臑会

   ③会宗　　　　④天宗

10. 下列各穴中，应张口直刺的有
（　　）

   ①耳门　　　　②听宫

   ③听会　　　　④下关

11. 三焦经中宜平刺的腧穴是（　　）

   ①天池　　　　②角孙

   ③翳风　　　　④丝竹空

12. 手少阳三焦经腧穴主治的病候包括
（　　）

   ①热病　　　　②头痛

③咽喉肿痛　　④肩臂痛

13. 点刺关冲出血可主治（　　）

①热病　　　　②胃痛

③目赤肿痛　　④牙龈肿痛

14. "从耳后入耳中，出走耳前……"的经脉有（　　）

①手太阳小肠经　②足少阳胆经

③足阳明胃经　　④手少阳三焦经

15. 手少阳循行与头部联系的有（　　）

①经脉　　　　②经别

③经筋　　　　④络脉

16. 手少阳与舌联系是通过（　　）

①经脉　　　　②络脉

③经别　　　　④经筋

17. 经脉循行与小指次指有联系的是（　　）

①手少阴经　　②手厥阴经

③手太阳经　　④手少阳经

18. 可主治头痛、目赤肿痛、咽喉肿痛的腧穴属于（　　）

①足三阴经　　②足三阳经

③手三阴经　　④手三阳经

19. 下列各经穴数错误的是（　　）

①手太阴经9穴

②手厥阴经9穴

③手太阳经21穴

④手少阳经23穴

20. 主治发热、便秘、胁痛的腧穴是（　　）

①曲池　　　　②天枢

③孔最　　　　④支沟

（五）X型题

1. 宜张口直刺的腧穴是（　　）

A. 耳门　　B. 耳和髎　C. 听宫

D. 下关　　E. 上关

2. 下列穴位除……外皆是原穴（　　）

A. 阳池　　B. 阳溪　　C. 后溪

D. 太溪　　E. 太渊

3. 下列不属于手少阳三焦经的穴位是（　　）

A. 外关　　B. 上关　　C. 中都

D. 天髎　　E. 四渎

4. 与肘横纹同在一条线上的腧穴有（　　）

A. 天井　　B. 曲池　　C. 曲泽

D. 少海　　E. 小海

5. 《灵枢·经脉》中手少阳经脉的循行是（　　）

A. 起于小指次指之端

B. 上入两筋之中

C. 上出两指之间

D. 出臂外两骨之间

E. 历络三焦

6. 《灵枢·经脉》列举的三焦经脉病候有（　　）

A. 汗出　　B. 嗌肿　　C. 口㖞

D. 耳聋　　E. 臂厥

7. 下列穴位除……外均是郄穴（　　）

A. 养老　　B. 地机　　C. 支正

D. 复溜　　E. 会宗

8. 治疗肘臂痛及瘰疬可选取（　　）

A. 臂臑　　B. 阳池　　C. 曲池

D. 天井　　E. 手五里

9. 手少阳经脉不联系的器官是（　　）

A. 舌本　　B. 目系　　C. 耳

D. 阴器　　E. 上齿

10. 属于三焦经的穴位是（　　）

A. 会宗　　B. 会阳　　C. 天髎

D. 臑会　　E. 肩井

11. 手少阳三焦经腧穴主治的病候有（　　）

A. 热病　　　　B. 头痛

C. 咽喉肿痛　　D. 耳鸣耳聋

E. 上肢痿痹

12. 治疗发热伴耳鸣、目赤肿痛可以选取（　　）

A. 曲池、合谷、少商
B. 外关、液门、丝竹空
C. 大椎、风池、太阳
D. 阳池、关冲、支沟
E. 外关、内关、中脘

13. 与心包、三焦联系的经脉有（　　）

A. 手少阴经　　B. 手厥阴经
C. 手太阳经　　D. 手少阳经
E. 足少阳经

14. 与舌本联系的有（　　）

A. 手阳明络脉　B. 手少阴络脉
C. 手少阴经筋　D. 手少阳经筋
E. 足太阳经筋

15. 与目有联系的经脉是（　　）

A. 手少阴经　　B. 手少阳经
C. 手太阳经　　D. 足太阳经
E. 足少阴经

16. 两穴之间相距 3 寸的是（　　）

A. 臑会与肩髎　　B. 阳池与偏历
C. 郄门与内关　　D. 曲池与下廉
E. 支沟与阳池

17. 属于同一条经脉的起止穴有（　　）

A. 少海、听宫　　B. 极泉、少冲
C. 关冲、丝竹空　D. 少冲、听宫
E. 天池、中冲

18. 腕横纹及腕背横纹上 3 寸的腧穴是（　　）

A. 偏历　　B. 外关　　C. 支沟
D. 三阳络　E. 手三里

19. 治疗肩关节疼痛的"肩三针"通常是指（　　）

A. 肩髎　　B. 肩贞　　C. 肩井
D. 肩髃　　E. 肩外俞

20. 八脉交会穴的配对使用指的是（　　）

A. 照海、申脉　B. 临泣、外关
C. 照海、列缺　D. 内关、公孙
E. 外关、内关

二、填空题

1. "手少阳之正，指天，别于巅……"是指手少阳_____的循行。

2. "耳聋，浑浑焞焞，嗌肿，喉痹"属于_____经病候。

3. 在小指次指相交接的经脉是_____。

4. 手少阳三焦经脉联系的脏腑是_____。

5. 三焦经的原穴是_____；定位在_____。

6. 外关穴属于特定穴中的_____和_____。

7. 手少阳经的合穴是_____，定位在_____。

三、名词解释

1. 目锐眦
2. 手表腕
3. 臂外两骨
4. 耳上角
5. 客主人

四、问答题

1. 试述《灵枢·经脉》中手少阳三焦经的循行路线并简述其腧穴主治概要。

2. 试述手三阳经分布在腕关节横纹上腧穴的名称、定位及主治病症。

3. 试述外关穴的主治作用。

答案

一、选择题

（一）A 型题

1.E	2.C	3.D	4.C	5.B
6.C	7.E	8.C	9.A	10.E
11.D	12.C	13.E	14.C	15.D
16.B	17.C	18.C	19.D	20.E
21.D	22.B	23.A	24.C	25.D

答案分析

3.D

手少阳三焦经脉有一分支"从耳后入耳中，出走耳前，过客主人前交颊，至目锐眦"。

16.B

耳门、听会、听宫三穴均位于耳屏与下颌骨髁状突之间，张口时凹陷出现而可取穴；下关位于髁状突之前凹陷中，张口时髁状突前移，凹陷消失，无法取穴；上关张口、闭口均可取穴。

23.A

针灸治疗耳鸣耳聋宜选取翳风、听宫、中渚，因为手足少阳和手太阳经脉循行入耳中，翳风、听宫分别属于手少阳和手太阳经，又分布在耳附近，中渚为手少阳经输穴，循经远取擅长治疗耳鸣耳聋。颊车、下关、合谷多治疗口齿病；头维、外关、足临泣和风池、率谷、丝竹空多治疗头目病；耳尖、耳中都是耳穴，与经脉循行关系不大，耳尖多用于泻热止痛，治疗目赤肿痛、咽喉肿痛等，故该组穴不宜选取。

（二）B 型题

1.E	2.D	3.A	4.D	5.D
6.B	7.B	8.D	9.E	10.A
11.D	12.C	13.D	14.E	15.E
16.B	17.B	18.C	19.C	20.C

答案分析

5.D、6.B

根据五输穴与五行的配伍规律，阳经的井穴属金，阴经的井穴属木。以此类推，关冲是三焦经的井金穴，天井是三焦经的合土穴。

7.B、8.D

手少阳三焦经的井穴是关冲，定位在手环指末节尺侧指甲角旁。手少阳三焦经的郄穴是会宗，位于阳池与肘尖连线上，腕背横纹上 3 寸，尺骨的桡侧缘。

9.E、10.A

根据骨度分寸，腕横纹至肘横纹为 12 寸，阳池在腕横纹上，肘尖与肘横纹为同一条线，天井位于肘尖上 1 寸，故阳池与天井之间的骨度分寸是 13 寸；会宗穴在支沟尺侧，尺骨的桡侧缘，支沟距阳池 3 寸，会宗与阳池之间的骨度分寸亦是 3 寸。

17.B、18.C

因为手少阳经脉循行不入齿，手阳明经脉循行不入耳，故手少阳经腧穴不主治齿痛，手阳明经腧穴不主治耳鸣。

（三）C 型题

1.D	2.B	3.D	4.C	5.B
6.D	7.B	8.A	9.A	10.C
11.A	12.D	13.C	14.B	15.D
16.B	17.D	18.D	19.A	20.B

答案分析

3.D、4.C

外关属于特定穴中的络穴，又是八脉交会穴之一通阳维脉；太渊属于特定穴中的原穴，又是八会穴中的脉会。

5.B、6.D

支沟与阳池穴位于前臂部，属三焦经腧穴，二穴之间的骨度分寸是 3 寸；肩髎与天髎穴位于肩部，属三焦经腧穴，主要采用自然标志法取穴，二穴之间不用骨度分寸。

9.A、10.C

足阳明经脉循行有"循颊车，上耳前"；手少阳经脉循行有"从耳后入耳中，出走耳前"。

17.D、18.D

手少阳三焦经是主气所生病，手阳明大肠经是主津所生病。

（四）K型题

1.D	2.D	3.C	4.A	5.B
6.A	7.C	8.B	9.A	10.A
11.C	12.E	13.B	14.C	15.A
16.D	17.C	18.D	19.B	20.D

答案分析

4.A

听宫、耳门、翳风三穴的定位正确，天容在下颌角的后方，胸锁乳突肌的前缘凹陷中。

10.A

耳门、听宫、听会三穴分别位于耳屏前的上中下各部与下颌骨髁状突之间，张口时呈凹陷，可以直刺；下关位于颧弓下方，当下颌骨髁状突之前凹陷中，闭口有孔，张口时髁状突前移，凹陷消失，无法取穴，应闭口刺之。

11.C

胸胁部和头面部皮肉浅薄处的腧穴多要求平刺。天池穴位于胸胁部，属于心包经；翳风属于三焦经腧穴，在耳垂后方，当乳突与下颌角之间的凹陷处，可直刺1寸。角孙在头部，丝竹空在面部当眉梢凹陷处，二穴均要求平刺。

14.C

手少阳三焦经和足少阳胆经循行都有"从耳后入耳中，出走耳前……"，如果不显示后面的内容，则无法区别是哪一条经脉。

15.A

手少阳除了络脉不上头，经脉、经别、经筋的循行均与头部有联系。

16.D

手少阳经筋的循行"当曲颊入系舌本"。

18.D

阴经一般不上头面，虽然手太阴肺经腧穴主治咽喉肿痛，其络穴可治疗头痛，但其他腧穴不主治头痛、目赤肿痛，故手足三阴经应排除。足太阳与足少阳经不经过咽喉，所以正确答案只能选D。

答案分析

20.D

曲池、孔最长于治疗热病，天枢长于治疗便秘，但三穴通常不治疗胁痛，只有支沟最符合题意。

（五）X型题

1.AC	2.BC	3.BC
4.BCDE	5.ACD	6.ABD
7.CD	8.ACDE	9.ABDE
10.ACD	11.ABCDE	12.BCD
13.BD	14.BDE	15.ABCD
16.ACE	17.BCE	18.AC
19.ABD	20.BCD	

答案分析

1.AC

耳门、听宫分别位于耳屏上切迹、耳屏与下颌骨髁状突之间，张口时呈凹陷可直刺；下关位于颧弓下方，当下颌骨髁状突之前凹陷中，张口时髁状突前移，凹陷消失，无法取穴；上关张口、闭口均可取穴。耳和髎当鬓发后缘，平耳廓根之前方，颞浅动脉的后缘，应避开动脉斜刺或平刺，与张口、闭口无关。

4.BCDE

除天井穴位于肘尖直上1寸凹陷处，其他腧穴都与肘横纹相平。

8.ACDE

除阳池穴在腕背横纹上，其他腧穴都分布于肘臂部，故能治疗肘臂痛；曲池、手五里、臂臑、天井都擅长治疗瘰疬。

9.ABDE

手少阳经脉与耳、目有联系，但与目系、上齿、阴器不相联系；手少阳经筋联系舌本。

12. BCD

治疗发热伴耳鸣、目赤肿痛，选取阳池、关冲、支沟，体现腧穴的循经远治作用；选取外关、液门、丝竹空，体现本经远近配穴的治疗作用；选大椎、风池、太阳既是就近取穴，也体现腧穴的特殊治疗作用。总之，正确的选穴应以经络腧穴理论为指导，考虑腧穴的近治、远治作用和特殊治疗作用。

15. ABCD

手少阴经脉系目系，手少阳经脉至目锐眦，手太阳与足太阳经脉在目内眦相交接。

二、填空题

1. 经别。

2. 三焦。

3. 手厥阴与手少阳。

4. 心包、三焦。

5. 阳池；腕背横纹中，当指伸肌腱的尺侧缘凹陷处。

6. 络穴；八脉交会穴。

7. 天井；肘尖直上1寸凹陷处。

三、名词解释

1. 目锐眦：是指外眼角部。

2. 手表腕：是指手背腕关节部。

3. 臂外两骨：是指前臂伸侧的尺骨与桡骨。

4. 耳上角：是指耳部上方。

5. 客主人：是指胆经上关穴。

四、问答题

1. 答：三焦手少阳之脉，起于小指次指之端，上出两指之间，循手表腕，出臂外两骨之间，上贯肘，循臑外上肩，而交出足少阳之后，入缺盆，布膻中，散络心包，下膈，遍属三焦。其支者，从膻中，上出缺盆，上项，系耳后，直上出耳上角，以屈下颊至颀。其支者，从耳后入耳中，出走耳前，过客主人，前交颊，至目锐眦。

手少阳三焦经腧穴主要治疗头面五官病，热病及其经脉所过部位的相关病候。如：偏头痛、目疾、耳疾、咽喉病，热病汗出或无汗、肩臂痛或上肢痿废、疼痛等。

2. 答：手三阳经分布在腕关节横纹上的腧穴是：手阳明大肠经阳溪、手少阳三焦经阳池、手太阳小肠经阳谷。

阳溪：在腕背横纹桡侧，手拇指向上翘起时，当拇短伸肌腱和拇长伸肌腱之间的凹陷中。主治手腕痛，头痛，齿痛，目赤肿痛，咽喉肿痛等。

阳池：在腕背横纹中，当指伸肌腱的尺侧缘凹陷处。主治手腕痛，肘臂痛；耳鸣耳聋，目赤肿痛，咽喉肿痛；疟疾，消渴等。

阳谷：在手腕尺侧，当尺骨茎突与三角骨之间的凹陷处。主治腕臂痛；头痛，目眩，耳鸣，耳聋；热病，癫狂痫等。

3. 答：①外关穴有通经活络，行气活血的作用，治疗局部和与经脉循行有关的病症。如：手指腕臂疼痛，肘臂屈伸不利，肩臂痛，胁肋痛等。

②由于三焦经脉上行至头，与耳目等器官联系，故外关穴有清利头目，宣通耳窍等作用，主治头痛，目赤肿痛，耳鸣耳聋，咽喉肿痛等。

③外关与奇经八脉的阳维脉相通，有疏风散热解表作用，以治疗热病汗出或恶寒发热症为其擅长。

第十四章　足少阳胆经络与腧穴

习题

一、选择题

(一) A 型题

1. "耳前三穴"（耳门、听宫、听会），其归经由上至下分别是（　　）
   A. 三焦经、小肠经、胆经
   B. 小肠经、胆经、三焦经
   C. 胆经、三焦经、小肠经
   D. 三焦经、胆经、小肠经
   E. 胆经、小肠经、三焦经

2. 足少阳胆经的率谷穴，位于耳尖直上的哪个部位（　　）
   A. 与发际交界处
   B. 入发际 0.5 寸
   C. 入发际 1 寸
   D. 入发际 1.5 寸
   E. 入发际 2 寸

3. 风池穴操作错误者为（　　）
   A. 向前直刺 0.5 寸
   B. 透对侧风池
   C. 可灸
   D. 针尖微向前上方，朝眉心方向斜刺 0.8～1.2 寸
   E. 针尖微向前下方，朝鼻尖方向斜刺 0.8～1.2 寸

4. 下列腧穴中，孕妇应该禁针的是（　　）
   A. 曲池　　B. 肩井　　C. 肩贞
   D. 大椎　　E. 足三里

5. 取足少阳胆经阳白穴，应两目正视，位于瞳孔直上，眉上（　　）

A. 0.5 寸处　　　B. 1 寸处
C. 1.5 寸处　　　D. 2 寸处
E. 入发际处

6. 足少阳胆经的居髎穴位于（　　）
   A. 髂前上棘与股骨大转子连线的外 1/3 与内 2/3 交界处
   B. 髂嵴最高点与股骨大转子连线的中点处
   C. 髂前上棘与股骨大转子连线的中点处
   D. 髂嵴最高点与股骨大转子连线的外 1/3 与内 2/3 交界处
   E. 以上均不是

7. 下列穴位，除……外，均入发际 0.5 寸（　　）
   A. 头临泣　　B. 头维　　C. 五处
   D. 本神　　　E. 眉冲

8. 下列各组，可治疗头痛、热病的穴位是（　　）
   A. 外关　阳池　　B. 曲池　丰隆
   C. 陶道　足三里　D. 风池　合谷
   E. 风市　风门

9. 足少阳胆经位于小腿部的穴位，在腓骨前缘的是（　　）
   A. 阳交　光明　阳辅
   B. 外丘　光明　阳交
   C. 外丘　光明　悬钟
   D. 阳交　阳辅　悬钟
   E. 以上都不是

10. 足少阳胆经位于小腿部的穴位，在腓骨后缘的是（　　）
    A. 外丘、光明　　B. 阳辅、光明
    C. 光明　悬钟　　D. 丘墟　悬钟
    E. 以上都不是

11. 足少阳胆经阳交穴的位置是（　　）

    A. 外踝上 7 寸，腓骨前缘

    B. 外踝上 7 寸，外丘穴后 1 寸处

    C. 外踝尖直上 7 寸

    D. 外踝上 7 寸，外丘穴前 1 寸处

    E. 以上都不是

12. 下列穴位中，八会穴是（　　）

    A. 期门　　　B. 日月　　　C. 丘墟

    D. 阳陵泉　　E. 大钟

13. 以下有关阳陵泉穴在归属上的错误是（　　）

    A. 八会穴　　　B. 五输穴

    C. 马丹阳天星十二穴之一

    D. 下合穴　　　E. 回阳九针穴之一

14. 下列各穴，属于胆经的是（　　）

    A. 期门　　　B. 章门　　　C. 京门

    D. 石门　　　E. 梁门

15. 头临泣穴至脑空穴连线上的五个腧穴排列顺序是（　　）

    A. 头临泣　正营　承灵　目窗　脑空

    B. 头临泣　承灵　目窗　正营　脑空

    C. 头临泣　目窗　正营　承灵　脑空

    D. 头临泣　目窗　承灵　正营　脑空

    E. 以上都不是

16. 下列各穴中，属于胆经的穴位是（　　）

    A. 承灵　　　B. 耳门　　　C. 翳风

    D. 天牖　　　E. 角孙

17. 悬钟穴的位置是（　　）

    A. 外踝下缘直上 3 寸，腓骨后缘

    B. 外踝上缘直上 3 寸，腓骨后缘

    C. 商丘穴直上 3 寸，腓骨后缘

    D. 外踝尖直上 3 寸，腓骨后缘

    E. 以上都不是

18. 曲差穴位于哪两穴的中点（　　）

    A. 神庭与头维　　B. 神庭与本神

    C. 眉冲与本神　　D. 头维与临泣

    E. 以上都不是

19. 取环跳穴的最佳体位是（　　）

    A. 侧卧位，双膝屈曲

    B. 侧卧位，取穴侧屈髋屈膝

    C. 侧卧位，取穴侧屈膝伸髋

    D. 侧卧位，双膝双髋均屈曲

    E. 以上都不是

20. 在头、足部有同名的穴位是（　　）

    A. 阳关　　　B. 三里　　　C. 通谷

    D. 五里　　　E. 临泣

21. 下列不属于胆经的穴位是（　　）

    A. 头窍阴　　　B. 头临泣

    C. 足临泣　　　D. 角孙

    E. 率谷

22. 大椎与肩峰连线中点的穴位是（　　）

    A. 曲垣　　　B. 天髎　　　C. 肩井

    D. 秉风　　　E. 巨骨

23. 环跳穴位于股骨大转子与（　　）

    A. 骶角连线的外 2/3 与内 1/3 交界处

    B. 骶角连线的外 1/3 与内 2/3 交界处

    C. 尾骨连线的中点

    D. 骶管裂孔连线的外 2/3 与内 1/3 交界处。

    E. 骶管裂孔连线的外 1/3 与内 2/3 交界处

24. 简便取穴法中，垂手贴腿当中指端处的穴位是（　　）

    A. 阳陵泉　　B. 阴市　　　C. 中渎

    D. 膝阳关　　E. 风市

25. 下列哪项不属于胆经的病候（　　）

    A. 口苦　　　　B. 面微有尘

    C. 足外反热　　D. 目似脱

    E. 善太息

26．"维筋相交"见于哪条经筋病（　　）
　　　A．足少阳经筋　　B．足厥阴经筋
　　　C．手少阳经筋　　D．足太阳经筋
　　　E．足阳明经筋

27．足少阳络穴的名称是（　　）
　　　A．丰隆　　B．光明　　C．列缺
　　　D．外关　　E．通里

28．足少阳经别经过离、入、出之后，最后合于（　　）
　　　A．足少阳经筋　　B．足厥阴肝经
　　　C．手少阳经脉　　D．足少阳经脉
　　　E．足少阳络脉

29．下列经脉中，循行不经过心的经脉是（　　）
　　　A．足少阴肾经　　B．足太阴脾经
　　　C．足少阳经脉　　D．手太阳小肠经
　　　E．手少阴心经

30．不与足少阳胆经相联系的器官或部位是（　　）
　　　A．肝　　B．耳　　C．胆
　　　D．胃　　E．胁

31．直接入耳的经脉有（　　）
　　　A．足少阳经、手太阳经、手少阳经
　　　B．任脉、督脉
　　　C．手太阴经、足少阴经、手厥阴经
　　　D．足少阳经脉、手少阳经、手太阳
　　　　　经、足阳明经
　　　E．足少阳经、足阳明经

32．属于胆经的腧穴是（　　）
　　　A．列缺　　B．外关　　C．通里
　　　D．光明　　E．冲阳

33．地五会是（　　）
　　　A．荥穴　　B．输穴　　C．原穴
　　　D．合穴　　E．胆经上的穴位

34．胆的募穴是（　　）
　　　A．京门　　B．金门　　C．日月
　　　D．关元　　E．石门

35．肾的募穴在（　　）
　　　A．肾经上　　B．任脉上
　　　C．肝经上　　D．膀胱经上
　　　E．胆经上

36．肩井属（　　）
　　　A．脾经　　B．三焦经　　C．肝经
　　　D．胆经　　E．大肠经

37．前正中线旁开4寸，平第7肋间隙的穴位是（　　）
　　　A．期门　　B．日月　　C．膻中
　　　D．大包　　E．京门

38．上关属（　　）
　　　A．胃经　　B．三焦经　　C．膀胱经
　　　D．胆经　　E．大肠经

39．足少阳胆经的起始穴位是（　　）
　　　A．耳和髎　　B．足窍阴　　C．角孙
　　　D．足临泣　　E．瞳子髎

40．足少阳胆经的经穴数目一侧为（　　）
　　　A．44　　B．45　　C．35
　　　D．42　　E．42

（二）B型题
　　　A．日月　　B．率谷　　C．关元
　　　D．京门　　E．期门

1．位于乳头直下，第6肋间隙的穴位（　　）

2．胆的募穴是（　　）
　　　A．足阳明胃经
　　　B．手太阳小肠经
　　　C．手少阳三焦经
　　　D．足少阳胆经
　　　E．足太阳膀胱经

3．"从缺盆，循颈，上颊，至目锐眦，却入耳中"的经脉是（　　）

4．"从耳后入耳中，出走耳前，至目锐眦后"的经脉是（　　）
　　　A．足少阳胆经　　B．足厥阴肝经
　　　C．足阳明胃经　　D．足太阴脾经

E. 任脉

5. 在经脉循行中，有两条支脉的是（　　）

6. 在经脉循行中，有三次出现"其支者"的经脉是（　　）

   A. 是主骨所生病者

   B. 是主所生病者

   C. 是主肺所生病者

   D. 是主肝所生病者

   E. 是主血所生病者

7. 属于胆经病候内容的是（　　）

8. 属于肝经病候内容的是（　　）

   A. 神阙　　B. 肩井　　C. 中脘

   D. 百会　　E. 肝俞

9. 禁针的穴为（　　）

10. 孕妇禁针的穴为（　　）

   A. 足太阳膀胱经

   B. 手少阳三焦经

   C. 足少阳胆经

   D. 手少阴心经

   E. 手太阳小肠经

11. 完骨归属于（　　）

12. 天容归属于（　　）

   A. 胆经的原穴　　　B. 胆经荥穴

   C. 胆经合穴　　　　D. 胆经井穴

   E. 胆经输穴

13. 阳陵泉为（　　）

14. 丘墟为（　　）

   A. "口苦，善太息，心胁痛，不能转侧"

   B. "实则厥，虚则痿躄，坐不能起……"

   C. "左络于右，故伤左角，右足不用"

   D. "肺胀满，膨膨而喘咳"

   E. "目似脱，项如拔，脊痛"

15. 为足少阳经病候的是（　　）

16. 为足少阳经筋病候的是（　　）

   A. 光明　　B. 外丘　　C. 阳交

   D. 悬钟　　E. 丘墟

17. 位于外踝高点上7寸，腓骨前缘的是（　　）

18. 位于外踝高点上5寸，腓骨前缘的是（　　）

   A. 足临泣　　B. 大杼　　C. 绝骨

   D. 足窍阴　　E. 阳陵泉

19. 八会穴之一，筋会是（　　）

20. 髓会是指（　　）

   A. 带脉　　B. 任脉　　C. 冲脉

   D. 阳陵泉　　E. 督脉

21. 足临泣为八脉交会穴，通（　　）

22. 公孙为八脉交会穴，通（　　）

   A. 中冲　　B. 少冲　　C. 少泽

   D. 足窍阴　　E. 至阴

23. 属胆经井穴的是（　　）

24. 属心经井穴的是（　　）

   A. 抽搐　　B. 外踝肿痛　　C. 恶心

   D. 泄泻　　E. 中暑

25. 阳陵泉可治上述哪项效果最佳（　　）

26. 丘墟可治上述哪项效果最佳（　　）

   A. 京门　　B. 风池　　C. 丘墟

   D. 阳交　　E. 环跳

27. 位于臀部的腧穴是（　　）

28. 能疏风的腧穴是（　　）

   A. 在第四肋间　　　B. 在第七肋间

   C. 在第三肋间　　　D. 在第六肋间

   E. 在第五肋间

29. 渊腋在（　　）

30. 日月在（　　）

   A. 阳白　　B. 瞳子髎　　C. 丝竹空

   D. 本神　　E. 头临泣

31. 在瞳孔直上，眉上1寸是（　　）

32. 在目外眦旁的穴是（　　）

   A. 耳门　　B. 听宫　　C. 听会

D. 翳风　　　E. 浮白

33. 在耳前属胆经穴是（　　）

34. 在耳后属胆经穴是（　　）

（三）C型题

A. 丝竹空　　　B. 足窍阴

C. 两者均是　　　D. 两者均非

1. 足少阴经脉首穴是（　　）

2. 足少阳经脉首穴是（　　）

A. 阳陵泉　　　B. 阴陵泉

C. 两者均是　　　D. 两者均非

3. 足少阳经脉的合穴（　　）

4. 筋会（　　）

A. 合穴　　　B. 下合穴

C. 两者均是　　　D. 两者均非

5. 阳陵泉在特定穴中属（　　）

6. 阴陵泉在特定穴中属（　　）

A. 期门　　　B. 阳陵泉

C. 两者均是　　　D. 两者均非

7. 胆的下合穴是（　　）

8. 属于足少阳胆经的腧穴是（　　）

A. 井穴　　　B. 荥穴

C. 两者均是　　　D. 两者均非

9. 足窍阴在特定穴中属（　　）

10. 足临泣在特定穴中属（　　）

A. 井穴　　　B. 荥穴

C. 两者均是　　　D. 两者均非

11. 大敦在特定穴中属（　　）

12. 侠溪在特定穴中属（　　）

A. 足临泣　　　B. 丘墟

C. 两者均是　　　D. 两者均非

13. 足少阳经脉的输穴是（　　）

14. 足少阳经脉的原穴是（　　）

A. 阳辅　　　B. 阳陵泉

C. 两者均是　　　D. 两者均非

15. 足少阳经脉的经穴是（　　）

16. 足少阳经脉的合穴是（　　）

A. 木　　　B. 火

C. 两者均是　　　D. 两者均非

17. 足临泣在五行中属（　　）

18. 阳辅在五行中属（　　）

A. 水　　　B. 土

C. 两者均是　　　D. 两者均非

19. 丘墟在五行中属（　　）

20. 侠溪在五行中属（　　）

A. 土　　　B. 金

C. 两者均是　　　D. 两者均非

21. 阳陵泉在五行中属（　　）

22. 足窍阴在五行中属（　　）

A. 络穴　　　B. 募穴

C. 两者均是　　　D. 两者均非

23. 光明属（　　）

24. 日月属（　　）

A. 募穴　　　B. 郄穴

C. 两者均是　　　D. 两者均非

25. 外丘属（　　）

26. 光明属（　　）

A. 入齿中　　　B. 上（入，出）耳

C. 两者均是　　　D. 两者均非

27. 足少阳胆经（　　）

28. 足阳明胃经（　　）

A. 癃闭　　　B. 遗尿

C. 两者均是　　　D. 两者均非

29. 承浆穴主治（　　）

30. 光明穴主治（　　）

A. 络穴　　　B. 八会穴

C. 两者均是　　　D. 两者均非

31. 蠡沟（　　）

32. 悬钟（　　）

A. 眼疾　　　B. 鼻疾

C. 两者均是　　　D. 两者均非

33. 目窗主治（　　）

34. 风池主治（　　）

A. 平刺　　　B. 孕妇禁针

C. 两者均是　　　D. 两者均非

35. 临床应用肩井穴时应注意（　　）

36. 临床应用正营穴时应注意（　　）

（四）K型题

1. 入耳中的经脉是（   ）
    ①足阳明胃经   ②足少阳胆经
    ③手阳明大肠经   ④手太阳小肠经

2. 以下各经联系腋下的是（   ）
    ①手太阴肺经   ②手少阴心经
    ③手厥阴心包经   ④足少阳胆经

3. 下列经脉，其症候中出现"缺盆中痛"症状的有（   ）
    ①手阳明大肠经   ②足少阳胆经
    ③手少阳三焦经   ④手太阴肺经

4. 经常用来治疗眼睛疾患的经脉是（   ）
    ①足少阳胆经   ②手少阳三焦经
    ③足太阳膀胱经   ④手太阳小肠经

5. 分布于前发际后4寸的穴位有（   ）
    ①前顶   ②通天
    ③正营   ④承灵

6. 风池治疗半身不遂所致吞咽困难时针尖的方向是（   ）
    ①向舌   ②向对侧眼睛
    ③向鼻尖   ④向咽喉

7. 足少阳胆经主治症候是（   ）
    ①头痛、颔痛，目锐眦痛
    ②缺盆中肿痛、腋下肿，马刀侠瘿
    ③汗出振寒、疟
    ④股内后廉痛、痿、厥、嗜卧、足
      下热而痛

8. 治疗近视眼宜取（   ）
    ①承泣与睛明   ②风池与翳明
    ③合谷与足三里   ④外关与足临泣

9. 属于胆经的腧穴有（   ）
    ①头临泣   ②足临泣
    ③头窍阴   ④足窍阴

10. 下列穴位中，属于足少阳胆经的有（   ）
    ①悬厘   ②颅息

③率谷   ④角孙

11. 肩井穴的取穴方法有（   ）
    ①天髎穴直上2寸
    ②约当颈部的最高点
    ③大椎外3寸
    ④大椎穴与肩峰连线的中点

12. 下列穴位应开口取之的有（   ）
    ①耳门   ②听宫
    ③听会   ④下关

13. 下列穴位中，位于内或外踝尖上7寸的有（   ）
    ①中都   ②阳交
    ③外丘   ④飞扬

14. 下列穴位中，位于内或外踝尖上5寸的有（   ）
    ①光明   ②筑宾
    ③蠡沟   ④阳交

15. 下列穴位中，位于外踝尖上3寸的有（   ）
    ①三阴交   ②悬钟
    ③复溜   ④跗阳

16. 阳陵泉在特定穴中属（   ）
    ①八会穴   ②郄穴
    ③合穴   ④原穴

17. 阳陵泉在特定穴中属（   ）
    ①下合穴   ②合穴
    ③八会穴   ④募穴

18. 下列腧穴与五行配属正确的是（   ）
    ①侠溪属水   ②阳陵泉属土
    ③阳辅属火   ④足窍阴属金

19. 下列腧穴中，既是八会穴，又是下合穴的是（   ）
    ①委中   ②阳辅
    ③足三里   ④阳陵泉

20. 下列属于八脉交会穴的是（   ）
    ①后溪 公孙 外关
    ②足临泣 照海

③列缺　内关　申脉

④合谷　太冲

21. 在八脉交会穴中，主治目锐眦，耳后，颊，颈，肩部疾患的穴位是（　）

①后溪　　②足临泣

③申脉　　④外关

22. 针灸治疗中暑，除取主穴以外，转筋者，还可加用（　）

①阳陵泉　　②太冲

③承山　　④悬钟

23. 对足少阳胆经之络穴光明的主治，叙述正确的是（　）

①实则厥

②实则肘挛，虚则不收

③虚则痿，坐不能起

④气逆则睾丸肿卒疝

24. 关于足少阳胆经的特定穴，叙述正确的是（　）

①丘墟－井穴　②侠溪－荥穴

③阳辅－输穴　④日月－募穴

25. 下列穴位中，与特定穴属性对应关系错误的是（　）

①外丘－郄穴　　②光明－络穴

③足窍阴－井穴　④期门－原穴

26. 通脑部的经脉有（　）

①督脉

②足厥阴肝经

③足太阳膀胱经

④足少阳胆经

27. 下列经脉连系目系的有（　）

①足厥阴肝经　　②足少阳胆经

③手少阴心经　　④足阳明胃经

28. 循行至耳上角的经脉有（　）

①足太阳经　　②足少阳经

③手少阳经　　④手太阳经

29. 下列经脉，其病候中出现"耳聋"症状的有（　）

①足少阳经　　②手少阳经

③足阳明经　　④手太阳经

30. 足临泣在本经中属（　）

①木　　②土

③输穴　　④络穴

31. 下列经脉中，哪些经脉上有募穴（　）

①肝经　　②肾经

③胆经　　④脾经

32. 下列具有"合治内腑"作用的下合穴有（　）

①阴陵泉　　②阳陵泉

③曲泉　　④足三里

33. 对足少阳胆经经脉循行叙述正确的是（　）

①下耳后　　②入缺盆

③起于目锐眦　④过客主人

34. 对足少阳胆经经别叙述错误的是（　）

①合于厥阴　　②入缺盆

③系目系　　④交巅上

（五）X 型题

1. 穴位总数超过胆经的经脉有（　）

A. 足太阳　B. 督脉　C. 足少阴

D. 足阳明　E. 手少阳

2. 下列哪项都是胆经的病候（　）

A. 腋下肿，马刀侠瘿

B. 臂厥

C. 踝厥

D. 头痛，目锐眦痛

E. 绝骨，外踝前及诸节皆痛

3. 下列哪项是足少阳络脉的循行和病候（　）

A. 缺盆中肿痛

B. 名曰光明，去踝五寸

C. 实则厥

D. 虚则痿

E. 坐不能起

4. 列属于胆经的五输穴的穴位有

（　　）

A.足窍阴　　B.地五会　　C.足临泣

D.阳辅　　　E.悬钟

5.胆经上有募穴之称的为（　　）

A.头窍阴　　B.日月　　C.京门

D.肩井　　　E.风市

6.胆经上有"郄穴"之称的为（　　）

A.阳陵泉　　B.悬钟　　C.侠溪

D.外丘　　　E.阳交

7."荥主身热，经主喘咳寒热"符合上述引文的胆经穴为（　　）

A.窍阴　　　B.足临泣　　C.侠溪

D.阳辅　　　E.阳陵泉

8.五行中属水的五输穴为（　　）

A.足通谷　　B.侠溪　　C.阴陵泉

D.足临泣　　E.地五会

9.足少阳经别（　　）

A."系目系"　　　B."出颐颔中"

C."入毛际"　　　D."出目"

E."入心"

10.属于八会穴的胆经穴为（　　）

A.悬钟　　B.阳辅　　C.阳陵泉

D.光明　　E.外丘

11.在八脉交会穴中，和足临泣、外关、申脉穴相关的经脉有（　　）

A.带脉　　B.阳维脉　　C.阴维脉

D.冲脉　　E.阳跷脉

12.下列属少阳经的穴位有（　　）

A.丘墟　　B.会宗　　C.委阳

D.阳辅　　E.阳陵泉

13.上行头颞部的经脉有（　　）

A.足少阳　　B.手少阳　　C.足阳明

D.足厥阴　　E.任脉

14.经脉主干及分支不少于5条的经脉有（　　）

A.足少阳　　B.足阳明　　C.手太阳

D.足太阳　　E.足少阴

15.胆经上位于头部的穴位有（　　）

A.听会　　B.上关　　C.率谷

D.天冲　　E.完骨

16.胆经上位于踝以下的穴位有（　　）

A.足窍阴　　B.地五会　　C.足临泣

D.内庭　　　E.足通谷

17.胆经上位于腓骨前缘的穴位有（　　）

A.阳交　　B.外丘　　C.光明

D.悬钟　　E.阳辅

18.下列位于腋中线上的穴位有（　　）

A.日月　　B.大包　　C.期门

D.渊腋　　E.京门

19.下列位于通过乳头中线上的穴位有（　　）

A.日月　　B.大包　　C.期门

D.章门　　E.京门

20.下列属于胆经的穴位有（　　）

A.目窗　　B.承灵　　C.脑空

D.肩井　　E.风池

21.下列不属于胆经的穴位有（　　）

A.丝竹空　　B.本神　　C.攒竹

D.瞳子髎　　E.迎香

22.胆经的病候有（　　）

A.口苦　　B.疟疾　　C.头痛

D.目疾　　E.头肿

23.位于前发际上0.5寸的穴位有（　　）

A.神庭　　B.肩井　　C.曲差

D.本神　　E.头临泣

24.头部正中线旁2.25寸上属于胆经的穴有（　　）

A.头临泣　　B.目窗　　C.正营

D.承灵　　E.脑空

25.《灵枢·经脉》中"胆，足少阳之脉"其循行是（　　）

A.起于目锐眦　　B.下耳后

C.络肝　　　　D.过季胁

E.入小指次指之间

26.在头部胆经上位于前发际上0.5寸的穴位为（　　）

A.目窗　　B.正营　　C.率谷

D.本神　　E.头临泣

27.处于第4肋间隙的胆经穴为（　　）

A.日月　　B.辄筋　　C.大横

D.渊腋　　E.神阙

28.位于大腿外侧的胆经穴为（　　）

A.阳陵泉　　B.膝阳关　　C.风市

D.中渎　　E.髀关

29.与脐相平的阳经穴为（　　）

A.带脉　　B.肓俞　　C.大横

D.天枢　　E.神阙

30.与脐下3寸相平的穴位有（　　）

A.五枢　　B.水道　　C.四满

D.关元　　E.腹结

31.相当于经外奇穴中"八邪""八风"的少阳经穴为（　　）

A.中渚　　B.液门　　C.足临泣

D.地五会　　E.侠溪

32.分别是位于股骨大转子最凸点与髂前上棘，骶管裂孔连线上的胆经穴为（　　）

A.五枢　　B.维道　　C.居髎

D.环跳　　E.风市

33.治疗胁痛的少阳经穴为（　　）

A.尺泽　　B.支沟　　C.关冲

D.肩井　　E.中府

34.下列哪项是足少阳经筋的病候（　　）

A."丈夫疝"　　B."妇人少腹肿"

C."季胁痛"　　D."足不用"

E."踝厥"

二、填空题

1.足少阳胆经共有_____穴，其首穴为_____末穴为_____。

2.胆经循行分支"从耳后_____耳中，_____耳前，至_____后"。

3.足少阳胆经的合穴为_____；络穴为_____。

4.胆经的症候："……足外反热，是为_____；是主_____所生病者……"。

5.率谷在耳尖入发际_____寸。耳后乳突的后下方凹陷处的穴位是_____。

6.肩井在_____与_____端连线的中点。

7.风市在腘横纹上_____寸。

8.外丘是_____穴，在外踝尖上_____寸。

9.五输穴中，阳辅是胆经的_____穴，在外踝尖上_____寸。

10.八脉交会穴中，通于带脉的是_____，归属_____。

三、名词解释

1.髀厌

2.绝骨

3.膏泽

4.阳厥

5.马刀侠瘿

6.面微有尘

四、问答题

1.试述足少阳胆经经脉循行原文。

2.风池穴为什么既能祛外风，又能熄内风？

3.环跳穴如何定位？常用哪几种取穴方法？

4.试根据阳陵泉的特定穴属性分析其主要治疗作用。

5. 光明穴为什么可以用于治疗眼疾？

答案

一、选择题

（一）A型题

1.A	2.D	3.D	4.B	5.B
6.C	7.C	8.D	9.C	10.E
11.E	12.D	13.E	14.C	15.C
16.A	17.E	18.B	19.B	20.E
21.D	22.C	23.E	24.E	25.D
26.A	27.B	28.D	29.C	30.D
31.A	32.D	33.E	34.C	35.E
36.D	37.B	38.D	39.E	40.A

答案分析

30.D

只有胃不与胆经相联系。

35.E

肾的募穴为京门在胆经上。

（二）B型题

1.A	2.A	3.B	4.D	5.B
6.A	7.A	8.D	9.A	10.B
11.C	12.E	13.C	14.A	15.A
16.C	17.B	18.A	19.E	20.C
21.A	22.C	23.D	24.B	25.A
26.B	27.E	28.B	29.B	30.B
31.A	32.B	33.C	34.E	

（三）C型题

1.D	2.B	3.A	4.A	5.C
6.A	7.B	8.B	9.A	10.D
11.A	12.B	13.A	14.B	15.A
16.B	17.A	18.B	19.D	20.A
21.D	22.B	23.A	24.B	25.B
26.D	27.B	28.C	29.D	30.D
31.A	32.B	33.A	34.C	35.B
36.A				

（四）K型题

1.C	2.E	3.D	4.E	5.C
6.D	7.A	8.A	9.E	10.B
11.D	12.A	13.E	14.A	15.C
16.B	17.A	18.E	19.D	20.A
21.C	22.B	23.B	24.C	25.D
26.B	27.B	28.B	29.C	30.B
31.B	32.C	33.A	34.C	

答案分析

2.E

①②③④均与腋下有关。心经下出腋下，肺经横出腋下，心包经上抵腋下，胆经从缺盆下腋。

8.A

①为眼周围腧穴；②为眼邻近的腧穴；③为远端阳明经穴，经脉起于目，故选A；④治偏头痛。

29.C

手少阳病候耳聋，手太阳病候也有耳聋。

（五）X型题

1.AD	2.AD	3.BCDE
4.ACD	5.BC	6.DE
7.CD	8.ABC	9.ABC
10.AC	11.ABE	12.ABDE
13.ABC	14.ABD	15.ABCDE
16.ABC	17.BCDE	18.BD
19.AC	20.ABCDE	21.ACE
22.ABCD	23.ACDE	24.ABCDE
25.ABCDE	26.DE	27.BD
28.BCD	29.AD	30.ABD
31.BE	32.CD	33.BD
34.CD		

答案分析

1.AD

胆经44个穴，足太阳67个穴，足阳明45个穴。

19.AC

日月位于乳头直下第七肋间隙，期门在乳头直下第六肋间隙。

21. ACE

丝竹空为三焦经穴，攒竹为膀胱经穴，迎香为大肠经穴。

31. BE

三焦经的液门相当于八邪之一，胆经的侠溪相当于八风之一。

二、填空题

1. 44；瞳子髎；足窍阴。

2. 入；出；目锐眦。

3. 阳陵泉；光明。

4. 阳厥；骨。

5. 1.5；完骨。

6. 大椎；锁骨肩峰端。

7. 7。

8. 郄；7。

9. 经；4。

10. 足临泣；胆经。

三、名词解释

1. 髀厌：义同髀枢，指股骨大转子部，环跳穴所在。

2. 绝骨：指腓骨长短肌未覆盖的腓骨下端部分的骨骼。

3. 膏泽：即脂滑润泽之意

4. 阳厥：指足少阳经气阻逆为病。

5. 马刀侠瘿：指瘰疬生在颈项或腋下部位。

6. 面微有尘：形容面色灰暗，好像蒙有尘土一样。

四、问答题

1. 答：胆足少阳之脉，起于目锐眦，上抵头角，下耳后，循颈，行手少阳之前，至肩上，却交出手少阳之后，入缺盆。

其支者，从耳后入耳中，出走耳前，至目锐眦后。

其支者，别锐眦，下大迎，合于手少阳，抵于頔，下加颊车，下颈，合缺盆。——以下胸中，贯膈、络肝、属胆，循胁里，出气街，绕毛际，横入髀厌中。

其直者，从缺盆下腋，循胸，过季胁，下合髀厌中。以下循髀阳，出膝外廉，下外辅骨之前，直下抵绝骨之端，下出外踝之前，循足跗上，入小指次指之间。

其支者，别跗上，入大指之间，循大指歧骨内，出其端；还贯爪甲，出三毛。

2. 答：风池穴是足少阳胆经的腧穴，又是足少阳经与阳维脉之交会穴。阳维脉维系诸阳经，主表。故风池穴具有疏风解表之功，可治疗恶寒、发热、头痛、鼻塞等外感表证。灸风池穴还可预防感冒。

《内经》云："诸暴强直皆属于风。""诸风掉眩皆属于肝。"肝与胆相表里，因此风池又具有通经络、熄内风、清头明目的作用，以治疗肝风内动之半身不遂、口眼歪斜、目痛、耳鸣、耳聋、动摇震颤等病症。

风池穴位于头项部，是风邪易于汇集之处，为风邪入脑之要冲。故针灸风池穴既能祛外风，又能熄内风。

3. 答：足少阳胆经环跳穴，位于臀部股骨大转子高点与骶管裂孔连线的外1/3与内2/3交界处。常用的取穴方法有以下三种：①病人取侧卧位，取穴侧屈膝屈髋约90度，取股骨大转子最高点与骶管裂孔连线的外1/3与内2/3交点处是穴。②病人体位同上，医者以拇指指节横纹按在股骨大转子最高处，拇指指向脊柱，当拇指尖端所到达之处是穴。③病人取俯卧位，髂嵴、股骨大转子、坐骨结节三点形成的三角区中央是穴。通常以第一种取穴方法为主，其它二种简便方法可供临床参考定位。

4. 答：阳陵泉，是足少阳胆经合穴，又是胆腑下合穴以及八会穴中的筋会，本穴的治疗作用主要有以下两点：①利肝胆。由于阳陵泉为胆经合穴和胆腑下合穴，因此治疗胆经病症方面的作用显著。根据肝胆互为表里，本穴又治疗"胁痛、阴痒"，可知本穴有疏肝之功效。②强筋骨。本穴作为八会穴中的筋会，常常用于治疗筋骨方面病症，具有较好的强壮筋骨的功能。用于治疗半身不遂、下肢痿痹、麻木等肌肉筋骨病症。

5.答：光明穴治疗眼疾与其所属经脉及特定穴属性有关，光明穴是胆经之络穴，络肝经，而胆经又起于目外眦，这种经脉上的联系奠定了光明穴治疗眼疾的基础。根据脏象理论，肝开窍于目，肝的功能失常往往可以反映于目，如肝血不足，则夜盲或视物不明；肝阴不足，则两目干涩；肝经风热，可见目赤痒痛；肝阳上亢，则头晕目眩；肝风内动，可见目斜上吊等。调肝为治疗眼疾的根本，而肝与胆相为表里，肝经分布内连目系，眼疾与肝胆关系密切。

古文献中也常提及光明治疗眼疾，如《席弘赋》："睛明治眼未效时，合谷、光明安可缺。"

从上述可见光明可用于眼疾的治疗。

第十五章 足厥阴经络与腧穴

习题

一、选择题

（一）A 型题

1. 下列井穴中，治疗疝气应首选（ ）

    A. 涌泉   B. 隐白   C. 大敦

    D. 足窍阴   E. 至阴

2. 按"经脉所过，主治所及"的理论，巅顶痛最好选用（ ）

    A. 太冲   B. 列缺   C. 足临泣

    D. 后溪   E. 内庭

3. 针刺治疗青光眼，能使眼压下降的最佳穴位是（ ）

    A. 厉兑   B. 行间   C. 足临泣

    D. 侠溪   E. 光明

4. 下列对应关系正确的是（ ）

    A. 膝关是"合穴"

    B. 中都是"络穴"

    C. 中封是"郄穴"

    D. 蠡沟是"经穴"

    E. 以上都不是

5. 治疗证属肝阳上亢头痛可选（ ）

    A. 梁丘   B. 足三里   C. 曲泉

    D. 太冲   E. 三阴交

6. 蠡沟穴的正确位置是（ ）

    A. 内踝上 5 寸，胫骨内侧面的前缘

    B. 内踝上 5 寸，胫骨内侧面的中央

    C. 内踝上 5 寸，胫骨内侧面的后缘

    D. 内踝上 5 寸，胫骨内侧面后缘后 0.5 寸

    E. 以上都不是

7. 一般来说，十二经脉循行的终末穴是指（ ）

    A. 中府   B. 龈交   C. 会阴

    D. 章门   E. 期门

8. 期门穴的位置是（ ）

    A. 锁骨中线上，当第四肋间隙处

    B. 锁骨中线上，当第五肋间隙处

    C. 锁骨中线上，当第六肋间隙处

    D. 锁骨中线上，当第七肋间隙处

    E. 以上都不是

9. 足厥阴肝经的经穴一侧数目为（ ）

    A.19 个   B.25 个   C.23 个

    D.11 个   E.14 个

10. 足厥阴肝经的起始穴位是（ ）

    A. 隐白   B. 涌泉   C. 大敦

    D. 章门   E. 期门

11. 肝经的络穴是（ ）

    A. 太冲   B. 蠡沟   C. 中都

    D. 中封   E. 日月

12. 八会穴中的脏会在（ ）

    A. 肝经上   B. 脾经上   C. 胃经上

    D. 任脉上   E. 小肠经上

13. 脾的募穴是（ ）

    A. 京门   B. 三阴交   C. 地机

    D. 章门   E. 期门

14. 乳头直下，平第 6 肋间隙的穴位是（ ）

    A. 梁门   B. 期门   C. 日月

    D. 大包   E. 乳根

15. 属肝经的穴位是（ ）

    A. 水泉   B. 阴陵泉   C. 太冲

    D. 中冲   E. 冲门

16. 十二经脉中，循行至胃部的经脉有

（　　）

    A.2 条　　B.3 条　　C.4 条

    D.5 条　　E.6 条

17. 下列经脉中，循行中不与胃联系的经脉是（　　）

    A. 足太阴脾经　　B. 手太阳小肠经

    C. 足厥阴肝经　　D. 足少阳胆经

    E. 手太阴肺经

18. 不与足厥阴肝经相联系的脏腑是（　　）

    A. 肝　　B. 肺　　C. 胆

    D. 脾　　E. 胃

（二）B 型题

    A. 日月　　B. 章门　　C. 京门

    D. 期门　　E. 气海

1. 位于第十一肋游离端的穴位是（　　）

2. 肝的募穴是（　　）

    A. 太冲　　B. 行间　　C. 蠡沟

    D. 中封　　E. 阴廉

3. 肝经的原穴是（　　）

4. 肝经的络穴是（　　）

    A. 足太阴脾经　　B. 手太阴肺经

    C. 手少阴心经　　D. 足少阴肾经

    E. 足厥阴肝经

5. "……贯膈，上注肺"的经脉是（　　）

6. "从肺出，络心，注胸中"的经脉是（　　）

    A. 络穴　　B. 荥穴　　C. 经穴

    D. 合穴　　E. 井穴

7. 曲泉是肝经的（　　）

8. 中封是肝经的（　　）

    A. 木　　B. 火　　C. 土

    D. 金　　E. 水

9. 肝经的行间属（　　）

10. 肝经的大敦属（　　）

    A. 输穴　　B. 合穴　　C. 络穴

D. 募穴　　E. 荥穴

11. 太冲是肝经的（　　）

12. 行间是肝经的（　　）

    A. 急脉　　B. 太冲　　C. 章门

    D. 足三里　　E. 支沟

13. 位于大腿部的肝经穴是（　　）

14. 位于足部的肝经穴是（　　）

    A. "狐疝"　　　　B. "目似脱"

    C. "睾肿卒疝"　　D. "嗌干"

    E. "目黄"

15. 属于足厥阴络脉病候是（　　）

16. 属于肝经病候是（　　）

（三）C 型题

    A. 系（连）目系　　B. 从心系

    C. 两者均是　　　　D. 两者均非

1. 手少阴心经循行路线中有（　　）

2. 足厥阴肝经循行路线中有（　　）

    A. 前阴病　　B. 妇科病

    C. 两者均是　　D. 两者均非

3. 足太阴脾经可治（　　）

4. 足厥阴肝经可治（　　）

    A. "循喉咙"　　B. "入缺盆"

    C. 两者均是　　D. 两者均非

5. 足阳明胃经（　　）

6. 足厥阴肝经（　　）

    A. 循咽　　B. 挟胃

    C. 两者均是　　D. 两者均非

7. 手太阳（　　）

8. 足厥阴（　　）

    A. 募穴　　　　B. 八会穴

    C. 两者均是　　D. 两者均非

9. 章门在特定穴中属（　　）

10. 期门在特定穴中属（　　）

    A. 输穴　　　　B. 原穴

    C. 两者均是　　D. 两者均非

11. 太冲在特定穴中属（　　）

12. 中封在特定穴中属（　　）

    A. 火　　　　B. 水

C．两者均是　　D．两者均非

13．行间在五行中属（　　）

14．曲泉在五行中属（　　）

　　　A．蠡沟　　　　B．中都

　　　C．两者均是　　D．两者均非

15．足厥阴肝经的络穴是（　　）

16．足厥阴肝经的郄穴是（　　）

（四）K型题

1．在十二经筋中，结于阴器的经筋是（　　）

　　①足厥阴经筋　　②足少阴经筋

　　③足太阴经筋　　④足少阳经筋

2．下列经脉连系目系的是（　　）

　　①足厥阴肝经　　②足少阳胆经

　　③手少阴心经　　④足阳明胃经

3．联系前额部的经脉有（　　）

　　①足阳明胃经　　②足少阴肾经

　　③足太阳膀胱经　　④手阳明大肠经

4．足厥阴肝经病候是（　　）

　　①腰痛，嗌干

　　②胁痛，口苦

　　③疝，飧泄，遗溺

　　④面微有尘，体无膏泽

5．章门在特定穴中属（　　）

　　①八会穴　　　　②原穴

　　③募穴　　　　　④郄穴

6．下列腧穴中与其五行属性不相配的是（　　）

　　①大敦属木　　②行间属火

　　③太冲属土　　④曲泉属金

7．下列腧穴中属于足厥阴肝经的是（　　）

　　①曲泉　②阴包　③急脉　④水泉

8．下列腧穴中与特定穴属性相一致的是（　　）

　　①太冲－－－原穴

　　②蠡沟－－－络穴

　　③中都－－－郄穴

　　④行间－－－荥穴

9．出入肺脏的经脉有（　　）

　　①手少阴心经　　②足厥阴肝经

　　③足少阴肾经　　④足太阴脾经

10．下列各穴，属于募穴的是（　　）

　　①京门　②石门　③期门　④章门

（五）X型题

1．下列哪项是肝经的病候（　　）

　　A．腰痛不可以俯仰

　　B．遗溺

　　C．妇人少腹肿

　　D．面尘脱色

　　E．胭如结

2．下列哪项不是肝经的循行（　　）

　　A．循股阴　　　　B．入毛中

　　C．下膈后络三焦　　D．循胫上睾

　　E．结于茎

3．属于肝经的穴位有（　　）

　　A．曲泉　B．阴谷　C．阴廉

　　D．中封　E．大敦

4．属于肝经的穴位有（　　）

　　A．中都　B．大敦　C．日月

　　D．期门　E．章门

5．下列各穴中位于肝经上的募穴是（　　）

　　A．日月　B．期门　C．京门

　　D．天枢　E．章门

6．下列穴位中，既是八会穴，又是募穴的是（　　）

　　A．章门　B．膈关　C．阳陵泉

　　D．中脘　E．膻中

7．环绕口唇的经脉有（　　）

　　A．足太阴脾经　　B．任脉

　　C．足少阴肾经　　D．足厥阴肝经

　　E．足阳明胃经

8．循行过程中联系肝的经脉有（　　）

　　A．手太阴肺经　　B．足厥阴肝经

　　C．足少阴肾经　　D．足太阴脾经

E. 足少阳胆经

9. 循行至巅顶的经脉有（　　）

A. 足少阳胆经　B. 足厥阴肝经

C. 足阳明胃经　D. 足太阳膀胱经

E. 督脉

10. 与目系发生联系的经脉有（　　）

A. 手太阴肺经　　B. 手少阴心经

C. 足少阴肾经　　D. 足太阴脾经

E. 足厥阴肝经

二、填空题

1. 八会穴中的脏会是_____。肝的募穴是_____。

2. 期门位于_____，归属_____经。

3. 循行至巅顶的经脉有_____，_____和督脉。

4. 循行中与目系发生联系的经脉是_____，_____。

5. 足厥阴肝经在循行中除与肝、胆、肺、胃发生联系外，还与阴器，_____，_____这些器官发生联系。

三、名词解释

1. 目系
2. 颃颡
3. 狐疝

四、问答题

1. 试述足厥阴肝经的经脉循行原文。
2. 足厥阴肝经腧穴的主治概要是什么？

 答案

一、选择题

（一）A型题

1. C　　2. A　　3. B　　4. E　　5. D

6. B　　7. E　　8. C　　9. E　　10. C

11. B　　12. A　　13. D　　14. B　　15. C

16. D　　17. D　　18. D

答案分析

16. D

十二经脉中胃的经脉有肺经（环循胃口）、胃经（属胃）、脾经（络胃）、小肠经（抵胃）、肝经（挟胃）。

17. D

胆经循行与胃无关。

18. D

脾不与肝经相联系。

（二）B型题

1. B　　2. D　　3. A　　4. C　　5. E

6. D　　7. D　　8. C　　9. B　　10. A

11. A　　12. E　　13. A　　14. B　　15. C

16. A

（三）C型题

1. C　　2. A　　3. C　　4. C　　5. C

6. A　　7. A　　8. B　　9. C　　10. A

11. C　　12. D　　13. A　　14. B　　15. A

16. B

答案分析

3. C

因为足太阴经筋聚于阴器，脾统血为气血生化之源，故选C。

5. C

胃经循行循喉咙，入缺盆。

（四）K型题

1. A　　2. B　　3. B　　4. B　　5. B

6. D　　7. A　　8. E　　9. A　　10. E

答案分析

1. A

足三阴经筋皆结于阴器。

2. B

足厥阴、手少阴心经联系目系。

4. B

肝经病候：腰痛，不可以俯仰，嗌干，

疝，飧泄，遗溺。

9.A

手少阴："却上肺"，足厥阴："上注肺"，足少阴："从肺出"。

（五）X 型题

1.ABCD	2.CDE	3.ACDE
4.ABDE	5.BE	6.ADE
7.BDE	8.BCE	9.BDE
10.BE		

二、填空题

1.章门；期门。

2.乳头直下，第六肋间隙；肝。

3.肝经；膀胱经。

4.心经；肝经。

5.喉咙；目（唇）。

三、名词解释

1.目系：指眼后与脑相连的组织。

2.颃颡：鼻咽部。

3.狐疝：七疝之一，其症为阴囊疝气时上时下，象狐之出入无常。

四、问答题

1.答：肝足厥阴之脉，起于大指丛毛之际，上循足跗上廉，去内踝一寸，上踝八寸，交出太阴之后，上腘内廉，循股阴，入毛中，环阴器，抵小腹，挟胃，属肝，络胆，上贯膈，布胁肋，循喉咙之后，上入颃颡，连目系，上出额，与督脉会于巅。

其支者，从目系下颊里，环唇内。

其支者，复从肝别，贯膈，上注肺。

2.答：足厥阴肝经腧穴的主治概要为：主治肝病、妇科病、前阴病以及经脉循行部位的病症。例如胸胁痛、疝气、少腹痛、阴痛痒、遗精、癃闭、小便不利、月经过多、头晕目眩、咳喘、癫狂、下肢痿痹等。

第十六章 奇经八脉

习题

一、选择题

（一）A型题

1. "奇经八脉"一词最早见于（　　）
　　A. 《灵枢》　　　B. 《素问》
　　C. 《难经》　　　D. 《甲乙经》
　　E. 《奇经八脉考》

2. 经脉分布有"一源三歧"之称的三条经脉是（　　）
　　A. 督脉、阳维脉、阳跷脉
　　B. 任脉、阴维脉、阴跷脉
　　C. 任脉、冲脉、跷脉
　　D. 督脉、任脉、带脉
　　E. 任脉、督脉、冲脉

3. 被称为"阳脉之海"的经脉是（　　）
　　A. 督脉　　B. 阳跷脉　C. 阳维脉
　　D. 冲脉　　E. 带脉

4. 被称为"阴脉之海"的经脉是（　　）
　　A. 阴维脉　　B. 阴跷脉　C. 任脉
　　D. 冲脉　　　E. 带脉

5. 奇经八脉与十二正经不同之处，下述哪项是错误的（　　）
　　A. 不直属脏腑
　　B. 无表里配合
　　C. 没有十二正经那样的循环流注关系
　　D. 没有专属的腧穴
　　E. 其走向除带脉横行外，均为纵行

6. 主阳动阴静，司下肢运动和寤寐的是（　　）
　　A. 带脉　　　　B. 任脉　　C. 冲脉
　　D. 阴阳维脉　　E. 阴阳跷脉

7. 《奇经八脉考》的作者是（　　）
　　A. 王焘　　B. 李时珍　C. 皇甫谧
　　D. 杨继洲　E. 王惟一

8. 下列各项论述，正确的是（　　）
　　A. 任督两脉同起于会阴
　　B. 冲、任、阴阳维、阴阳跷六脉的腧穴均寄附于十二正经
　　C. 奇经八脉加强了十二正经与脏腑的联系
　　D. 奇经八脉对十二经脉的气血有蓄积和渗灌作用
　　E. 奇经八脉加强了十二经脉阴阳表里经之间的联系

9. 督脉与阳维脉交会于（　　）
　　A. 风府、百会　　B. 百会、大椎
　　C. 大椎、哑门　　D. 风府、哑门
　　E. 大椎、脑户

10. 任脉的生理作用主要是（　　）
　　A. 通调冲、任
　　B. 调节任、督
　　C. 调节阴经经气
　　D. 总调奇经八脉
　　E. 总调冲、任、督、带

11. 督脉的生理作用主要是（　　）
　　A. 调节督脉、任脉
　　B. 调节阳经经气
　　C. 通调任、冲、督、带
　　D. 总调奇经八脉
　　E. 通调任、冲、督

12. 督脉起于（　　）
　　A. 胞中　　B. 会阴　　C. 长强

D. 龈交　　E. 水沟

13. 督脉的络穴是（　　）
A. 风府　　B. 百会　　C. 大椎
D. 腰俞　　E. 长强

14. 命门穴位于后正中线上，（　　）
A. 第一腰椎棘突下
B. 第二腰椎棘突下
C. 第三腰椎棘突下
D. 第四腰椎棘突下
E. 第五腰椎棘突下

15. 下列穴位中主要用于治疗黄疸的是（　　）
A. 陶道　　B. 身柱　　C. 至阳
D. 神道　　E. 灵台

16. 上星与百会相距（　　）
A. 2寸　　　B. 2.5寸　　C. 3寸
D. 3.5寸　　E. 4寸

17. 水沟穴是督脉与下列哪条经的交会穴（　　）
A. 任脉　　　　B. 冲脉
C. 足厥阴经　　D. 手少阴经
E. 手、足阳明经

18. 出足少阴然骨之后（照海穴）的经脉是（　　）
A. 冲脉　　B. 带脉　　C. 阴跷脉
D. 阳跷脉　　E. 阴维脉

19. 经络学说中的"血海"，是指（　　）
A. 足阳明胃经　　B. 督脉
C. 冲脉　　　　　D. 任脉
E. 足太阴脾经

20. 任脉之别，名曰（　　）
A. 会阴　　B. 长强　　C. 中极
D. 尾翳　　E. 曲骨

21. 任脉经穴的数目是（　　）
A. 20个　　B. 24个　　C. 26个
D. 28个　　E. 32个

22. 下列两穴中相距3寸的是（　　）

A. 曲骨－－－中极
B. 曲骨－－－关元
C. 曲骨－－－石门
D. 中极－－－气海
E. 中极－－－神阙

23. 下列穴除……外，均相距2寸（　　）
A. 中极－－－石门
B. 关元－－－阴交
C. 神阙－－－下脘
D. 下脘－中脘
E. 中脘－上脘

24. 被称为气会的穴位是（　　）
A. 气海　　B. 膻中　　C. 中极
D. 鸠尾　　E. 天突

25. 下列穴位中，任脉与阴维脉交会的穴位是（　　）
A. 会阴　　B. 紫宫　　C. 中庭
D. 廉泉　　E. 承浆

26. 冲脉在腹部并何经而行（　　）
A. 任脉　　B. 胃经　　C. 肾经
D. 脾经　　E. 以上都不是

27. 经脉循行"渗诸阳，灌诸精"的是（　　）
A. 任脉　　　B. 冲脉　　　C. 督脉
D. 阴维脉　　E. 阳维脉

28. 下列经脉中与阴维脉循行最为密切的是（　　）
A. 足太阴脾经　　B. 足阳明胃经
C. 足少阴肾经　　D. 足厥阴肝经
E. 任脉

29. 下列经脉与阳维脉循行最为密切的是（　　）
A. 督脉　　　　　B. 足太阳膀胱经
C. 足厥阴肝经　　D. 足少阳胆经
E. 足太阴脾经

30. 既称十二经之海，又称五脏六腑之海的是（　　）

A.足阳明胃经　　B.足少阴肾经
C.足太阴脾经　　D.督脉
E.冲脉

31.起于"诸阳会"的经脉是（　　）
A.督脉　　　　　B.足太阳膀胱经
C.足厥阴肝经　　D.阳跷脉
E.阳维脉

32.后发际正中直上1寸的穴位是（　　）
A.风府　　B.百会　　C.哑门
D.后顶　　E.脑户

33.任脉与督脉、冲脉的交会穴是（　　）
A.会阴　　B.关元　　C.中极
D.廉泉　　E.石门

34.任脉与足阳明经的交会穴是（　　）
A.华盖　　B.天突　　C.廉泉
D.璇玑　　E.承浆

35.位于胸剑结合部下1寸的穴位是（　　）
A.巨阙　　B.鸠尾　　C.中庭
D.上脘　　E.建里

36.阴维脉的郄穴是（　　）
A.筑宾　　B.阴交　　C.漏谷
D.交信　　E.地机

37.阳维脉的郄穴是（　　）
A.风池　　B.阳交　　C.跗阳
D.飞扬　　E.阳辅

38.督脉与足太阳、足阳明经的交会穴是（　　）
A.上星　　B.神庭　　C.前顶
D.脑户　　E.风府

39.下列哪个病症不属大椎穴的主治范畴（　　）
A.疟疾　　B.热病　　C.癫痫
D.咳喘　　E.暴喑

40.任脉起于胞中，止于（　　）

A.齿龈　　B.下颏　　C.咽喉
D.目　　E.口

41.位于胸骨上窝中央的穴位是（　　）
A.华盖　　B.天突　　C.廉泉
D.璇玑　　E.巨阙

42.下列穴位中治疗黄疸的要穴是（　　）
A.悬枢　　B.身柱　　C.筋缩
D.至阳　　E.陶道

43.下列穴位中督脉和手足三阳经的交会穴是（　　）
A.百会　　B.风府　　C.大椎
D.水沟　　E.至阳

44.《素问·骨空论》言：大风颈项痛，刺（　　）
A.脑户　　B.风府　　C.哑门
D.大椎　　E.百会

45.下列部位除……外，均为任脉所过（　　）
A.胞中　　B.口唇　　C.咽喉
D.目　　E.鼻

46.下列部位除……外，均为督脉所过（　　）
A.胞中　　B.心　　C.肺
D.脑　　E.目

47.下列部位除……外，均为冲脉所过（　　）
A.会阴　　B.咽喉　　C.气街
D.心　　E.脑

48.下列部位除……外，均为阳跷脉所过（　　）
A.足跟　　B.耳后　　C.目锐眦
D.脑　　E.肩

49.阴跷脉在何处"交贯冲脉"（　　）
A.腹部　　B.胸部　　C.咽喉
D.口唇　　E.目

50.阴维脉在腹部主要行于（　　）

A. 腹正中线　　B. 腹第一侧线
C. 腹第二侧线　　D. 腹第三侧线
E. 以上都不是

（二）B 型题

A. 阴交　　B. 交信　　C. 照海
D. 申脉　　E. 筑宾

1. 阴跷脉的郄穴是 （　　）
2. 阴维脉的郄穴是 （　　）

A. 阳交　　B. 申脉　　C. 仆参
D. 金门　　E. 跗阳

3. 阳跷脉的郄穴是 （　　）
4. 阳维脉的郄穴是 （　　）

A. 第 1 胸椎棘突下
B. 第 3 胸椎棘突下
C. 第 6 胸椎棘突下
D. 第 7 胸椎棘突下
E. 第 10 胸椎棘突下

5. 身柱穴位于 （　　）
6. 灵台穴位于 （　　）
7. 中枢穴位于 （　　）

A. 第 1 腰椎棘突下
B. 第 2 腰椎棘突下
C. 第 3 腰椎棘突下
D. 第 4 腰椎棘突下
E. 第 5 腰椎棘突下

8. 悬枢穴位于 （　　）
9. 命门穴位于 （　　）

A. 长强　　B. 曲骨　　C. 会阴
D. 陶道　　E. 大椎

10. 督脉的络穴是 （　　）
11. 任脉与足厥阴经的交会穴是
（　　）
12. 督脉与足少阴经的交会穴是
（　　）

A. 冲脉　　B. 督脉　　C. 任脉
D. 阴维脉　　E. 阴跷脉

13. 起于"诸阴交"的经脉是 （　　）
14. 为"阴脉之海"的经脉是 （　　）

A. 灵台　　B. 至阳　　C. 风府
D. 陶道　　E. 大椎

15. 退热要穴是 （　　）
16. 治疗疔疮肿毒的要穴是 （　　）

A. 命门　　B. 脊中　　C. 腰俞
D. 腰阳关　　E. 悬枢

17. 位于骶管裂孔中的穴位是 （　　）
18. 于第四腰椎棘突下凹陷处的穴位是
（　　）

A. 阴维脉　　B. 阳维脉　　C. 冲脉
D. 阴跷脉　　E. 阳跷脉

19. 在奇经八脉中，治疗嗜睡常选用
（　　）
20. 在奇经八脉中，治疗失眠常选用
（　　）

A. 阳跷脉　　B. 任脉　　C. 督脉
D. 冲脉　　E. 阳维脉

21. 被称为"阳脉之都纲"的经脉是：
（　　）
22. 被称为"经脉之海"的经脉是：
（　　）

A. 下脘　　B. 中脘　　C. 上脘
D. 水分　　E. 建里

23. 位于脐上 2 寸的穴位是 （　　）
24. 位于脐上 3 寸的穴位是 （　　）

A. 气海　　B. 下脘　　C. 阴交
D. 石门　　E. 水分

25. 位于脐上 1 寸的穴位是 （　　）
26. 位于脐下 1 寸的穴位是 （　　）

A. 脐上 5 寸　　B. 脐下 5 寸
C. 脐上 4 寸　　D. 脐下 4 寸
E. 脐上 3 寸

27. 中脘穴位于 （　　）
28. 上脘穴位于 （　　）

A. 后发际正中直上 1 寸
B. 后发际正中直上 3 寸
C. 后发际正中直上 4 寸
D. 后发际正中直上 5 寸

E. 后发际正中直上 7 寸

29. 强间穴位于（　　　）

30. 风府穴位于（　　　）

31. 百会穴位于（　　　）

　　A. 鸠尾　　B. 膻中　　C. 巨阙

　　D. 气海　　E. 中庭

32. 心的募穴是（　　　）

33. 心包的募穴是（　　　）

　　A. 阴维脉　B. 阳维脉　C. 督脉

　　D. 阴跷脉　E. 阳跷脉

34. 主一身之表的经脉是（　　　）

35. 主一身之里的经脉是（　　　）

　　A. 阴维脉　B. 阳维脉　C. 阴跷脉

　　D. 阳跷脉　E. 督脉

36. 经脉病候表现为"阳缓而阴急"的是（　　　）

37. 经脉病候表现为"阴缓而阳急"的是（　　　）

　　A. 会阴　　B. 长强　　C. 龈交

　　D. 水沟　　E. 承浆

38. 督脉的首穴是（　　　）

39. 督脉的末穴是（　　　）

40. 任脉的首穴是（　　　）

（三）C 型题

　　A. 募穴　　　　　B. 八会穴

　　C. 两者均是　　　D. 两者均非

1. 膻中在特定穴中属（　　　）

2. 关元在特定穴中属（　　　）

3. 气海在特定穴中属（　　　）

　　A. 胞中　　　　　B. 长强

　　C. 两者均是　　　D. 两者均非

4. 任脉循行经过（　　　）

5. 督脉循行经过（　　　）

　　A. 急救　　　　　B. 面瘫

　　C. 两者均是　　　D. 两者均非

6. 水沟穴主治（　　　）

7. 素髎穴主治（　　　）

　　A. 高热　　　　　B. 黄疸

　　C. 两者均是　　　D. 两者均非

8. 大椎穴主治（　　　）

9. 至阳穴主治（　　　）

　　A. 虚劳　　　　　B. 癃闭

　　C. 两者均是　　　D. 两者均非

10. 关元穴主治（　　　）

11. 中极穴主治（　　　）

　　A. 胃痛　　　　　B. 癫痫

　　C. 两者均是　　　D. 两者均非

12. 中脘穴主治（　　　）

13. 鸠尾穴主治（　　　）

　　A. 络穴　　　　　B. 交会穴

　　C. 两者均是　　　D. 两者均非

14. 腰阳关属（　　　）

15. 命门属（　　　）

16. 长强属（　　　）

　　A. 十二经之海　　B. 五脏六腑之海

　　C. 两者均是　　　D. 两者均非

17. 督脉称为（　　　）

18. 冲脉称为（　　　）

　　A. 阴脉之海　　　B. 血海

　　C. 两者均是　　　D. 两者均非

19. 任脉称为（　　　）

20. 冲脉称为（　　　）

　　A. 素髎　　　　　B. 印堂

　　C. 两者均是　　　D. 两者均非

21. 任脉经穴有（　　　）

22. 督脉经穴有（　　　）

　　A. 头痛　　　　　B. 脱肛

　　C. 两者均是　　　D. 两者均非

23. 百会穴主治（　　　）

24. 囟会穴主治（　　　）

　　A. 督脉与足太阳经交会穴

　　B. 督脉与足阳明经交会穴

　　C. 两者均是

　　D. 两者均非

25. 神庭属（　　　）

26. 神道属（　　　）

A. 睛明　　　　B. 承泣
C. 两者均是　　D. 两者均非

27. 阴跷脉的交会穴有（　　　）
28. 阳跷脉的交会穴有（　　　）
A. 天突　　　　B. 天髎
C. 两者均是　　D. 两者均非

29. 阴维脉的交会穴有（　　　）
30. 阳维脉的交会穴有（　　　）
A. 舌强不语　　B. 咽喉肿痛
C. 两者均是　　D. 两者均非

31. 廉泉穴主治（　　　）
32. 天突穴主治（　　　）
A. 虚脱　　　　B. 泄泻
C. 两者均是　　D. 两者均非

33. 神阙穴主治（　　　）
34. 关元穴主治（　　　）
A. 八会穴　　　B. 交会穴
C. 两者均是　　D. 两者均非

35. 中脘在特定穴中属（　　　）
36. 下脘在特定穴中属（　　　）
A. 月经不调　　B. 腰痛
C. 两者均是　　D. 两者均非

37. 气海穴主治（　　　）
38. 命门穴主治（　　　）
A. 热病　　　　B. 相应内脏病
C. 两者均是　　D. 两者均非

39. 督脉穴主治（　　　）
40. 任脉穴主治（　　　）

（四）K型题
1. 奇经八脉中的督脉又称作（　　　）
①气海　　　　　②血海
③十二经之海　　④阳脉之海
2. 奇经八脉中的冲脉又称作（　　　）
①五脏六腑之海　②血海
③十二经之海　　④阴脉之海
3. 任脉循行经过（　　　）
①会阴　②长强　③目　④鼻
4. 督脉循行经过（　　　）

①会阴　②长强　③目　④鼻
5. 下列穴位属于任脉的是（　　　）
①鸠尾　　　　②曲骨
③承浆　　　　④兑端
6. 下列穴位属于督脉的是（　　　）
①腰俞　　　　②印堂
③神庭　　　　④会阴
7. 下列穴位属于带脉交会穴的有
（　　　）
①五枢　　　　②带脉
③维道　　　　④京门
8. 下列穴位属于冲脉交会穴的有
（　　　）
①气海　　　　②气冲
③气舍　　　　④气穴
9. 下列穴位属于阴维脉的交会穴有
（　　　）
①气冲　　　　②冲门
③归来　　　　④府舍
10. 下列穴位属于阳维脉的交会穴有
（　　　）
①目窗　　　　②风池
③正营　　　　④风府
11. 下列穴位属于阳跷脉的交会穴有
（　　　）
①巨髎　　　　②巨骨
③睛明　　　　④攒竹
12. 下列穴位属于阴跷脉的交会穴有
（　　　）
①交信　　　　②大钟
③照海　　　　④太溪
13. 阳跷脉循行（　　　）
①起于跟中　　②循外踝上行
③入脑　　　　④入风池
14. 阴跷脉循行（　　　）
①出然骨之后　②上内踝之上
③入阴　　　　④入顷
15. 阴维脉循行（　　　）

①起于诸阴交
②行于腹部第一侧线
③交会于天突、廉泉
④入目

16.治疗疟疾的穴位主要有（　　　）
①身柱　　　②陶道
③神道　　　④大椎

17.治疗癫痫的穴位主要有（　　　）
①中脘　　　②脑户
③鸠尾　　　④百会

18.治疗头痛的穴位主要有（　　　）
①素髎　　　②上星
③水沟　　　④神庭

19.治疗胃痛的穴位主要有（　　　）
①中脘　　　②建里
③上脘　　　④神阙

20.下列穴位在特定穴中属募穴的有
（　　　）
①中极　　　②关元
③石门　　　④气海

21.下列穴位除……外，均属任脉经穴
（　　　）
①廉泉　　　②玉堂
③承浆　　　④兑端

22.下列穴位除……外，均属督脉经穴
（　　　）
①中枢　　　②腰俞
③悬枢　　　④印堂

23.下列穴位除……外，均属冲脉交会
穴（　　　）
①大赫　　　②大横
③石关　　　④石门

24.冲脉循行（　　　）
①出于气街　　　②并入足阳明经
③至胸中而散　　　④止于咽喉

25.带脉循行（　　　）
①起于第二腰椎　　②交会于带脉穴
③交会于京门穴　　④交会于五枢穴

26.任脉循行（　　　）
①起于胞中　　　②出于长强
③上关元　　　④交人中

27.督脉循行（　　　）
①起于长强　　　②上巅
③止于鼻　　　④分支上贯心

28.长强穴主治（　　　）
①痔疾　　　②癫痫
③便秘　　　④下肢痿痹

29.命门穴主治（　　　）
①腰痛　　　②遗精、阳痿
③泄泻　　　④下肢痿痹

30.大椎穴主治（　　　）
①热病　　　②小儿惊风
③头项痛　　　④疟疾

31.哑门穴主治（　　　）
①中风　　　②暴喑
③癫狂　　　④咳喘

32.百会穴主治（　　　）
①中风失语　　　②失眠
③脱肛　　　④久泻

33.水沟穴主治（　　　）
①昏迷　　　②口歪
③腰痛　　　④癫狂

34.中极穴主治（　　　）
①虚劳　　　②遗尿
③脱肛　　　④带下

35.气海穴主治（　　　）
①疝气　　　②失眠
③便秘　　　④腰痛

36.神阙穴主治（　　　）
①腹痛　　　②久泻
③虚脱　　　④咳嗽

37.膻中穴主治（　　　）
①胸闷　　　②咳喘
③乳痈　　　④胃痛

38.承浆穴主治（　　　）
①头痛　　　②齿痛

③虚脱　　　④流涎

39. 任脉功能有（　　）
①为阴脉之海　　②为十二经之海
③主胞胎　　　　④主瘈瘲

40. 带脉的病候主要有（　　）
①腹胀满　　　②胃痛
③腰　痛　　　④便秘

（五）X型题
1. 下列关于督脉描述正确的是（　　）
A. 起于胞中　　B. 上风府
C. 为"气海"　　D. 为"阳脉之海"
E. 分支贯脐中央

2. 下列关于任脉描述正确的是（　　）
A. 起于胞中　　　B. 上风府
C. 为"气海"　　　D. 为"血海"
E. 为"阴脉之海"

3. 下列关于冲脉描述正确的是（　　）
A. 为"血海"
B. 为"气海"
C. 为"经脉之海"
D. 为"五脏六腑之海"
E. 在腹部与肾经并行

4. 下列关于带脉描述正确的是（　　）
A. 起于季胁　　　B. 回身一周
C. 为"气海"　　　D. 总束诸脉
E. 没有交会穴

5. 下列关于阴维脉描述正确的是
（　　）
A. 起于跟中
B. 与任脉交会于天突、廉泉
C. 为"经脉之海"
D. 主一身之里
E. 在腹部与肾经并行

6. 下列关于阳维脉描述正确的是
（　　）
A. 起于诸阳会
B. 与督脉交会于风府、百会
C. 主一身之表

D. 为"阳脉之海"
E. 与足少阳经联系密切

7. 下列关于阳跷脉描述正确的是
（　　）
A. 循外踝上行
B. 沿髀胁上肩
C. 与督脉会于风府、哑门
D. 司目之开阖
E. 主一身之表

8. 下列关于阴跷脉描述正确的是
（　　）
A. 出然骨之后
B. 直上循阴股
C. 至咽喉交贯冲脉
D. 与足太阳、阳跷脉会于目内眦
E. 为"血海"

9. 治疗骨蒸潮热的穴位主要有（　　）
A. 神庭　　B. 大椎　　C. 陶道
D. 身柱　　E. 上星

10. 治疗黄疸的穴位主要有（　　）
A. 中脘　　B. 上脘　　C. 至阳
D. 身柱　　E. 灵台

11. 治疗头痛的穴位主要有（　　）
A. 神庭　　B. 百会　　C. 前顶
D. 水沟　　E. 上星

12. 治疗癫痫的穴位有（　　）
A. 鸠尾　　B. 百会　　C. 中脘
D. 神庭　　E. 囟会

13. 常用的保健穴位主要有（　　）
A. 中极　　B. 关元　　C. 石门
D. 气海　　E. 神阙

14. 孕妇禁用和慎用的穴位主要有
（　　）
A. 中极　　B. 关元　　C. 石门
D. 中脘　　E. 下脘

15. 属任脉经的穴位是（　　）
A. 会阴　　B. 长强　　C. 建里
D. 承浆　　E. 水沟

16. 属督脉经的穴位是（　　）
    A. 会阴　　B. 长强　　C. 素髎
    D. 承浆　　E. 水沟

17. 属阳维脉的交会穴是（　　）
    A. 阳白　　B. 头临泣　　C. 神庭
    D. 阳交　　E. 肩井

18. 属阴维脉的交会穴是（　　）
    A. 筑宾　　B. 大横　　C. 冲门
    D. 气冲　　E. 期门

19. 属阴跷脉的交会穴是（　　）
    A. 交信　　B. 肓俞　　C. 气冲
    D. 照海　　E. 承泣

20. 属阳跷脉的交会穴是（　　）
    A. 肩髎　　B. 肩髃　　C. 巨髎
    D. 居髎　　E. 仆参

21. 下列关于督脉络的描述，正确的是
（　　）
    A. 名曰长强
    B. 挟膂上项
    C. 散头上
    D. 当肩胛左右，别走太阳
    E. 入络脑

22. 下列关于任脉络的描述，正确的是
（　　）
    A. 名曰会阴　　　B. 下鸠尾
    C. 散于腹　　　　D. 络心
    E. 布膻中

23. 下列穴位属募穴的是（　　）
    A. 膻中　　B. 石门　　C. 气海
    D. 神阙　　E. 关元

24. 下列穴位属郄穴的是（　　）
    A. 申脉　　B. 跗阳　　C. 交信
    D. 金门　　E. 筑宾

25. 向上斜刺的穴位有（　　）
    A. 大椎　　B. 风府　　C. 中枢
    D. 悬枢　　E. 命门

26. 平刺的穴位有（　　）
    A. 脑户　　B. 前顶　　C. 后顶

D. 上星　　E. 哑门

27. 下列关于冲脉病候的描述，正确的
是（　　）
    A. 逆气上冲　　　B. 腹痛里急
    C. 月经不调　　　D. 不孕不育
    E. 失眠多梦

28. 下列关于跷脉病候的描述，正确的
是（　　）
    A. 嗜睡　　B. 失眠　　C. 心痛
    D. 癫痫　　E. 腹痛

29. 下列关于维脉病候的描述，正确的
是（　　）
    A. 嗜睡　　B. 失眠　　C. 心痛
    D. 寒热　　E. 腹痛

30. 下列关于奇经八脉综合作用的描
述，正确的是（　　）
    A. 联络作用
    B. 统领作用
    C. 调节作用
    D. 加强十二经与头面的联系
    E. 构成气血循环流注

31. 下列关于大椎穴主治的描述，正确
的是（　　）
    A. 疟疾　　B. 热病　　C. 心痛
    D. 咳喘　　E. 盗汗

32. 下列关于风府穴主治的描述，正确
的是（　　）
    A. 头痛　　B. 半身不遂　　C. 目痛
    D. 咳喘　　E. 癫狂

33. 下列关于长强穴主治的描述，正确
的是（　　）
    A. 尾骶骨痛　　B. 癫狂　　C. 腰痛
    D. 脱肛　　　　E. 失眠

34. 下列关于素髎的描述，正确的是
（　　）
    A. 位于鼻尖正中央
    B. 属任脉　　　　C. 主治鼻疾
    D. 主治惊厥　　　E. 常用灸法

35. 下列关于神阙的描述，正确的是
（　　）
    A. 位于脐中央　　B. 属任脉
    C. 主治胃痛　　　D. 主治水肿
    E. 常用灸法

36. 下列关于会阴的描述，正确的是
（　　）
    A. 位于尾骨与肛门连线的中点
    B. 为任脉与督脉的交会穴
    C. 主治小便不利
    D. 主治溺水
    E. 孕妇慎用

37. 下列关于中极的描述，正确的是
（　　）
    A. 位于前正中线脐下5寸
    B. 属任脉
    C. 为小肠募穴
    D. 为任脉与足三阴经交会穴
    E. 需排尿后针刺

38. 下列关于承浆的描述，正确的是
（　　）
    A. 位于人中沟的正中
    B. 属督脉
    C. 为督脉与足阳明经交会穴
    D. 主治口喝
    E. 主治流涎

39. 下列关于中脘的描述，正确的是
（　　）
    A. 位于前正中线脐上5寸
    B. 属任脉
    C. 为胃的募穴
    D. 为任脉与足三阴经交会穴
    E. 为八会穴之脏会

40. 下列关于廉泉的描述，正确的是
（　　）
    A. 位于前正中线舌骨下缘凹陷处
    B. 属任脉
    C. 为任脉与冲脉交会穴

    D. 为任脉与阴维脉交会穴
    E. 主治舌强不语

二、填空题

1. 奇经八脉的综合作用主要有_____和_____。

2. 带脉循行起于_____，_____。

3.《难经》言阳维为病_____，阴维为病_____。

4. 阳跷脉循行起于_____，出足太阳之_____。

5. 任脉与足三阴经的交会穴是_____，_____。

6. 督脉与阳维脉的交会穴是_____，_____。

7. 带脉与足少阳经的交会穴是_____，_____，_____。

8. 阳维脉的主要功能是_____，_____；阴维脉的主要功能是_____，_____。

9. 位于前正中线，平第一肋间隙的穴位是_____；位于前正中线，平第二肋间隙的穴位是_____。

10. 位于前发际正中直上0.5寸的穴位是_____，位于前发际正中直上3.5寸的穴位是_____。

11. 位于任脉经上的募穴有_____，_____，_____，_____和_____。

12. 位于任脉上的八会穴有_____，_____。

13. 督脉的络脉病候是：实则_____，虚则_____。

14.《素问》言：任脉为病，男子_____，女子_____。

三、名词解释

1. 奇经八脉

2. 诸阴交

3. 诸阳会

4. 血海

5. 胞中

6. 阴脉之海

7. 季胁

8. 跗属

9. 带脉

10. 阳维脉

四、问答题

1. 为什么说督脉为"阳脉之海"？

2. 试述冲脉的分布和主要功能。

3. 试述大椎穴的归经、定位和主治。

4. 试述关元穴的归经、定位、主治和针刺注意事项。

5. 天突穴的归经、定位和针刺方法如何？

6. 试述风府穴的归经、定位和针刺注意事项。

 答案

一、选择题

（一）A 型题

1. C	2. E	3. A	4. C	5. D
6. E	7. B	8. D	9. D	10. C
11. B	12. A	13. E	14. B	15. C
16. E	17. E	18. C	19. C	20. D
21. B	22. C	23. E	24. B	25. D
26. C	27. B	28. A	29. D	30. E
31. E	32. A	33. A	34. E	35. B
36. A	37. B	38. B	39. E	40. D
41. B	42. D	43. C	44. B	45. E
46. C	47. E	48. C	49. C	50. D

答案分析

8. D

任督两脉均经过会阴，但不是起于会阴；冲、带、阴阳维、阴阳跷六脉的腧穴寄附于十二正经，而不是冲、任、阴阳维、阴阳跷六脉的腧穴均寄附于十二正经；奇经八脉加强了全身经脉之间的联系，但不是加强十二正经与脏腑的联系或表里经之间的联系，因此只有 D."奇经八脉对十二经脉的气血有蓄积和渗灌作用"是正确的。

12. A

会阴是督脉的交会穴，长强是督脉的起始穴，但均不是经脉的起点。龈交是督脉的终止穴，因此只有 A 是正确答案。

15. C

陶道、身柱、至阳、神道、灵台均位于背部，陶道是治疟要穴，灵台是治疗疮要穴，身柱主治咳喘、脊背痛，神道主治心悸，只有 C. 至阳是治疗黄疸要穴。

26. C

冲脉在腹部与任脉、胃经、肾经均有交会穴，但并行之经只有肾经。

40. D

齿龈有督脉的终止穴龈交，下颏有任脉的终止穴承浆，咽喉、口均为任脉经过处，但均不是止点，只有 D 为正确答案。

48. C

足跟、耳后、脑、肩均为阳跷脉所过，阳跷脉经过目内眦而非目锐眦，故根据题意，最佳答案应是 C。

（二）B 型题

1. B	2. E	3. E	4. A	5. B
6. C	7. E	8. A	9. B	10. A
11. B	12. A	13. D	14. C	15. E
16. A	17. C	18. D	19. B	20. D
21. C	22. D	23. A	24. E	25. E
26. C	27. C	28. A	29. C	30. A
31. E	32. C	33. B	34. B	35. A
36. C	37. D	38. B	39. C	40. A

（三）C 型题

1.C	2.A	3.D	4.A	5.C
6.C	7.A	8.C	9.B	10.C
11.B	12.C	13.B	14.D	15.D
16.C	17.D	18.C	19.A	20.B
21.D	22.A	23.C	24.A	25.C
26.D	27.B	28.C	29.A	30.B
31.C	32.B	33.C	34.C	35.C
36.B	37.A	38.C	39.C	40.B

（四）K 型题

1.D	2.A	3.B	4.E	5.A
6.B	7.A	8.C	9.C	10.E
11.A	12.B	13.E	14.E	15.A
16.C	17.E	18.C	19.A	20.A
21.D	22.D	23.C	24.B	25.C
26.B	27.C	28.A	29.E	30.E
31.A	32.E	33.E	34.C	35.B
36.A	37.A	38.C	39.B	40.B

（五）X 型题

1.ABDE	2.AE	3.ACDE
4.ABD	5.BD	6.ACE
7.ABD	8.ABCD	9.BC
10.ABC	11.ABCE	12.ABCDE
13.BDE	14.ABC	15.ACD
16.BCE	17.ABDE	18.ABCE
19.AD	20.BCDE	21.AB
22.BC	23.ABE	24.BCE
25.AC	26.ABCD	27.ABCD
28.ABD	29.CD	30.ABC
31.ABDE	32.ABCE	33.ABCD
34.ACD	35.ABDE	36.BCDE
37.BDE	38.DE	39.BCD
40.BDE		

二、填空题

1. 统领、联络作用；溢蓄、调节作用。
2. 季胁；回身一周。
3. 苦寒热；苦心痛。
4. 跟中；申脉。
5. 关元；中极。
6. 风府；哑门。
7. 带脉；五枢；维道。
8. 维系诸阳经；主一身之表；维系诸阴经；主一身之里。
9. 华盖；紫宫。
10. 神庭；前顶。
11. 中极；关元；中脘；膻中；巨阙；石门。
12. 中脘；膻中。
13. 脊强；头重。
14. 内结、七疝；带下、瘕聚。

三、名词解释

1. 奇经八脉：是指十二经脉之外"别道奇行"的八条经脉，包括督脉、任脉、冲脉、带脉、阴跷脉、阳跷脉、阴维脉、阳维脉。"奇"是奇异的意思，指这八条经脉的分布和作用有异于十二正经。

2. 诸阴交：指阴维脉与各阴经的交会穴，不是指某一穴。

3. 诸阳会：指阳维脉与各阳经的交会穴，非指某一穴。张飞畴注："诸阳皆会于头"。即指其头肩部各交会穴。

4. 血海：指冲脉。因为冲脉交会任、督脉，有通行溢蓄全身血气的作用；同时，本经与女子经、孕，男子发育、生殖功能有密切联系，故称之。

5. 胞中：指内生殖器。张介宾注："在女子为孕育胎儿之所，在男子当藏精之所。"

6. 阴脉之海：指任脉。任脉主干行于腹，腹为阴，诸阴经均直接或间接交会于任脉，同时任脉有"主胞胎"的作用，故称之。

7. 季胁：指胁肋末端，通常指第11肋端。

8. 跗属：指跗骨与胫骨连接部。《灵枢

·骨度》："跗属以下至地，长三寸"，约当足背高度。

9. 带脉：为奇经八脉之一，是所有经脉中唯一一条横行的经脉，环腰一周。带，腰带、束带，引伸为约束。

10. 阳维脉：为奇经八脉之一，起于诸阳会，主要分布在小腿外侧和头肩外侧，交会于督脉的风府、哑门。维，有维系的意思，阳维脉主要维系诸阳经，主一身之表。

四、问答题

1. 答：督脉主干行于背部正中，入属于脑。"脑为元神之府"，"头为诸阳之会"，背部属阳；另一方面各阳经均交会于督脉，如：手、足三阳经交会于大椎；阳维脉交会于风府、哑门；带脉出于第二腰椎。因此，称督脉为"阳脉之海"。正如滑伯仁《发挥》所言："督之为言都也，行背部之中行，为阳脉之都纲"。

2. 答：冲脉的分布起于肾下胞中，经会阴，出于气街，并足少阴肾经，挟脐上行，至胸中而散。

其分支有四：一、从胸中上行，会咽喉，络唇口，其气血渗诸阳，灌诸精。二、从气街下行，并足少阴经，循阴股内廉。入腘中，行胫内廉，至内踝后，渗三阴。三、从内踝后分出，行足背，入大趾内间。四、从胞中向后，行于脊内。

冲脉的功能主要可概括为"十二经之海"、"五脏六腑之海"和"血海"。言"十二经之海"，主要是强调冲脉在十二经气血通行、渗灌中所起的重要作用。冲脉与督脉、任脉同起于胞中，同出于会阴，而督脉交会于全身所有的阳经，为"阳脉之海"，任脉交会于全身所有的阴经，为"阴脉之海"。因此冲脉通过交会任、督而通行十二经气血。另一方面，本经循行范围广泛，其上者"出于颃颡，渗诸阳、灌诸精"；其下者，"渗三阴"；其前者，"渗诸络而温肌肉"。张景岳曾对冲脉分布给予高度概括："其上自头，下自足，后自背，前自腹，内自溪谷，外自肌肉，阴阳表里无所不涉"（《类经》卷九）。可见冲脉有通受全身气血的作用，故被称为"十二经之海"。

称其为"五脏六腑之海"主要是概括说明本经有秉受、输布先后天精气的作用。先天精气来源于肾，而冲脉与足少阴肾经并行于腹部和下肢部，又起于"肾下""胞中"，故本经秉受先天精气；后天精气来源于胃，而冲脉与胃经"会于气街"，"合于宗筋"，故本经也可输布后天之精气，以濡养五脏六腑，因此，被称为"五脏六腑之海"。

称其"血海"，除说明本经有通行溢蓄全身血气的作用，还强调本经与女子经、孕，男子发育、生殖功能有密切联系。《素问》王冰注："冲为血海，任主胞胎，两者相资，故能有子。"只有血海充盈，女子才能"月事以时下"；男子才能"澹渗皮肤，生毫毛（胡须）"。

3. 答：大椎属督脉经穴。其定位是：在后正中线上，第七颈椎棘突下凹陷中。

主要治疗：热病，疟疾，骨蒸盗汗，咳嗽，气喘，癫痫，小儿惊风，头项强痛，感冒，风疹等。本穴为退热要穴。《素问·骨空论》"灸寒热法"，首选大椎。临床上，无论实热、虚热皆可取之。现代研究报道，针刺大椎、足三里等穴可提高网状内皮系统的吞噬功能。

4. 答：关元属任脉经穴。其定位是：在下腹部，前正中线上，当脐中下3寸。

主要治疗：虚劳羸瘦，中风脱证，眩晕；阳痿，遗精，早泄，痛经，闭经，不孕，崩漏，带下，尿频，尿闭，遗尿；腹痛，疝气，泄泻等。本穴为保健要穴。

一般直刺1.0～2.0寸，需排尿后进行针刺。治疗癃闭患者应斜刺。孕妇慎用。

5. 答：天突属任脉经穴。其定位是：在颈部，当前正中线上，胸骨上窝中央。

因其位置特殊，（浅层布有锁骨上内侧神经，皮下组织内有颈阔肌和颈静脉弓；深层有头臂干、左颈总动脉、主动脉弓和头臂静脉等重要结构，）因此要特别注意针刺方法：先直刺0.2寸，当针尖超过胸骨柄内缘后，即向下沿胸骨柄后缘、气管前缘缓慢向下刺入0.5~1.0寸。（注意：不能向左右深刺，以防刺伤锁骨下动脉和肺尖。如刺中气管壁，针下有硬而轻度弹性感，病人出现喉痒欲咳等现象；如刺中无名静脉或主动脉弓时，针下有柔软而有弹力的阻力或病人有疼痛感，应立即退针。）

6. 答：风府属督脉经穴。其定位是：在项部，当后发际正中直上1寸，枕外隆凸直下，两侧斜方肌之间凹陷中。其操作方法是：伏案正坐，使头微前倾，项肌放松，向下颌方向缓慢刺入0.5~1.0寸。针尖不可向上，以免刺入枕骨大孔，误伤延髓。

第十七章 奇 穴

![习题]

一、选择题

（一）A型题

1. "经外奇穴"是指（　　）

　　A. 经脉以外的穴位

　　B. 经穴以外的穴位

　　C. 十二经穴以外有定名、定位的穴位

　　D. 十四经穴以外的穴位

　　E. 经穴以外有定名、定位的穴位

2. 下列穴位，除……外均位于脊间（　　）

　　A. 筋缩　　　　B. 中枢

　　C. 下极俞　　　D. 胃脘下俞

　　E. 悬枢

3. 下列腧穴中，位于两眉头之中间者是（　　）

　　A. 颊车　　B. 大迎　　C. 印堂

　　D. 承浆　　E. 以上都不对

4. 下列穴位中，治疗消渴病可以配用（　　）

　　A. 胃脘下俞　　　B. 崇骨穴

　　C. 百劳穴　　　　D. 痞根穴

　　E. 中泉穴

5. 在华佗夹脊穴中，治疗上肢疾患的是（　　）

　　A. 胸1—6　　B. 胸1—8

　　C. 胸1—10　　D. 胸1—5

　　E. 胸1—7

6. 在华佗夹脊穴中，治疗胸部疾患的是（　　）

　　A. 胸1—5　　B. 胸1—8

　　C. 胸1—9　　D. 胸1—10

　　E. 胸1—12

7. 在华佗夹脊穴中，治疗胃肠疾患的是（　　）

　　A. 胸1—12　　B. 胸1—腰4

　　C. 胸6—12　　D. 胸12—腰4

　　E. 胸6—腰4

8. 在华佗夹脊穴中，治疗下肢疾患的是（　　）

　　A. 胸10—腰2　　B. 胸11—腰3

　　C. 胸12－腰4　　D. 腰1—5

　　E. 腰2—4

9. 以下腧穴位于骶角之间凹陷处的是（　　）

　　A. 下极　　B. 腰奇　　C. 腰俞

　　D. 会阴　　E. 腰阳关

10. 在下列穴位中，治疗肝、脾肿大可以选用（　　）

　　A. 腰眼穴　　B. 腰奇穴　　C. 三角灸

　　D. 痞根穴　　E. 十七椎

11. 下列奇穴中主治痔疮的是（　　）

　　A. 肘尖　　B. 二白　　C. 中魁

　　D. 四缝　　E. 八邪

12. 下列奇穴中治疗呕吐的是（　　）

　　A. 肘尖　　B. 二白　　C. 十宣

　　D. 八邪　　E. 中魁

13. 四神聪穴位于（　　）

　　A. 百会前、后、左、右各开1.3寸

　　B. 百会前、后、左、右各开1.5寸

　　C. 百会前、后、左、右各开0.5寸

　　D. 百会前、后、左、右各开1.0寸

　　E. 以上都不是

14. 奇穴球后的正确位置是在（　　）

A. 眶上缘的外 1/4 与内 3/4 交界处

B. 眶下缘的外 3/4 与内 1/4 交界处

C. 眶下缘的内 1/4 与外 3/4 交界处

D. 眶下缘的外 1/4 与内 3/4 交界处

E. 以上都不是

15. 奇穴太阳的正确位置在（　　　）

A. 眉梢外开 1 寸

B. 目外眦外开 1 寸

C. 眉梢与目外眦之间

D. 眉梢与目外眦之间向后 1 横指凹陷处

E. 以上都不是

16. 位于足底部，第二趾的跖侧远侧趾间关节横纹中点的穴位是（　　　）

A. 独阴穴　B. 里内庭　C. 四缝穴

D. 至阴穴　E. 以上都不是

17. 下列穴位除……外都位于眶内（　　　）

A. 承泣　　B. 瞳子髎　　C. 上明

D. 睛明　　E. 球后

18. 夹脊穴的定位方法是（　　　）

A. 第一胸椎至第四骶椎各椎棘突下旁开 0.5 寸

B. 第一胸椎至第五腰椎各椎棘突下旁开 0.5 寸

C. 第一胸椎至第十二胸椎各椎棘突下旁开 0.5 寸

D. 第七颈椎至第十二胸椎各椎棘突下旁开 0.5 寸

E. 第一颈椎至第五腰椎各椎棘突下旁开 0.5 寸

19. 四缝穴的正确定位是（　　　）

A. 在二、三、四、五指掌面，近端指节横纹中点

B. 在二、三、四、五指掌面，远端指节横纹中点

C. 在二、三、四、五指掌面，指掌关节横纹中点

D. 在二、三、四、五指掌面，近端指节横纹尺侧端

E. 在二、三、四、五指掌面，远端指节横纹桡侧端

20. 中极穴旁开 3 寸的穴位是（　　　）

A. 子宫穴　　B. 曲骨　　C. 水道

D. 府舍　　E. 维道

21. 子宫穴可以治疗（　　　）

A. 胃下垂　　　B. 肾下垂

C. 子宫脱垂　　D. 遗尿

E. 泄泻

22. 以下穴位，除……外都由两个以上穴点组成（　　　）

A. 二白　　B. 腰痛点　　C. 八邪

D. 四缝　　E. 下极俞

23. 下列有关中魁穴定位、主治、操作的叙述中有错误的是（　　　）

A. 位于中指第二节尖

B. 局部有指背神经和动脉

C. 主治噎膈、翻胃、呕吐

D. 可治疗白癜风、鼻出血

E. 操作时可用三棱针点刺出血

24. 奇穴"肘尖"，主要用于治疗（　　　）

A. 臂痛　　　B. 上肢麻木

C. 肩周炎　　D. 结核

E. 瘰疬

25. 在下列经外奇穴中，主治掌中热的穴位主要是（　　　）

A. 中魁　　B. 外劳宫　　C. 二白

D. 中泉　　E. 八邪

26. 下列经外奇穴中，位于督脉经循行线路上的是（　　　）

A. 印堂　　B. 太阳　　C. 耳尖

D. 子宫穴　E. 内迎香

27. 下列各穴中与八风穴同位的（　　　）

A. 太冲　　B. 陷谷　　C. 侠溪

D. 地五会　E. 通谷

28. 经穴中位置与八邪穴相重的是（　　）

　　A. 三间　　　B. 中渚　　C. 液门

　　D. 前谷　　　E. 合谷

29. 太阳穴是何经穴位?（　　）

　　A. 足太阳经　　B. 足少阳经

　　C. 手太阳经　　D. 足少阴经

　　E. 以上均不是

30. 以下哪项不是太阳穴的主治病症?
（　　）

　　A. 头痛　　B. 感冒　　C. 目赤

　　D. 近视　　E. 三叉神经痛

31. 四神聪穴主要用于治疗（　　）

　　A. 健忘　　B. 目赤肿痛　C. 鼻塞

　　D. 牙痛　　E. 耳鸣

32. 鱼腰穴主要用于治疗（　　　）

　　A. 头痛　　B. 牙痛

　　C. 鼻塞　　D. 眉棱骨痛

　　E. 惊风

33. 太阳穴主要用于治疗（　　　）

　　A. 鼻疾　　B. 偏头痛　C. 耳鸣

　　D. 眩晕　　E. 失眠

34. 球后穴主要用于治疗（　　　）

　　A. 鼻疾　　B. 头痛　　C. 目疾

　　D. 牙痛　　E. 耳鸣

35. 金津玉液穴主要用于治疗（　　　）

　　A. 舌强不语　　B. 耳疾　C. 耳痛

　　D. 眩晕　　　　E. 失眠

36. 翳明穴主要用于治疗（　　　）

　　A. 牙疾　　B. 耳鸣　　C. 舌疾

　　D. 鼻疾　　E. 口疾

37. 定喘穴主要用于治疗（　　　）

　　A. 咳喘　　B. 头痛　　C. 纳呆

　　D. 胃疾　　E. 耳疾

38. 十宣穴主要用于治疗（　　　）

　　A. 头痛　　B. 目疾　　C. 昏迷

　　D. 疳积　　E. 吐泻

39. 下列哪个穴位于头部（　　）

　　A. 太溪　　B. 太渊　　C. 太白

　　D. 太阳　　E. 太乙

40. 下列哪个穴在面部（　　）

　　A. 合谷　　B. 少商　　C. 曲池

　　D. 上迎香　E. 至阴

41. 下列哪个穴在舌下（　　）

　　A. 太阳　　B. 廉泉　　C. 鱼腰

　　D. 迎香　　E. 金津、玉液

42. 治疗眉棱骨痛的首选穴是（　　）

　　A. 太阳　　B. 百会　　C. 鱼腰

　　D. 耳尖　　E. 翳明

43. 治疗舌强不语的首选穴是（　　）

　　A. 下关　　　　B. 地仓

　　C. 金津、玉液　D. 翳明

　　E. 太阳

44. 治疗子宫脱垂的首选穴是（　　）

　　A. 中极　　B. 曲骨　　C. 维道

　　D. 子宫　　E. 夹脊

45. 治疗鹤膝风的首选穴是（　　）

　　A. 髋骨　　B. 鹤顶　　C. 膝眼

　　D. 血海　　E. 梁丘

46. 下列穴位中在足底的穴是（　　）

　　A. 太溪　　B. 独阴　　C. 太冲

　　D. 侠溪　　E. 八风

47. 下列穴位中在足尖端的穴是
（　　）

　　A. 太白　　B. 太溪　　C. 气端

　　D. 八风　　E. 至阴

48. 下列何穴不可针刺、可灸（　　）

　　A. 解溪　　B. 独阴　　C. 气端

　　D. 外踝尖　E. 八风

49. 下列穴有醒神作用的是（　　）

　　A. 八邪　　B. 八风　　C. 十宣

　　D. 二白　　E. 四缝

50. 下列穴可灸不可刺者有（　　）

　　A. 二白　　B. 肘尖　　C. 中泉

　　D. 四缝　　E. 十宣

51. 下列何穴在百会旁各 1 寸处（　　）

  A. 印堂 B. 太阳 C. 四神聪

  D. 鱼腰 E. 当阳

52. 下列何穴在眉毛中（　　）

  A. 印堂 B. 太阳 C. 鱼腰

  D. 当阳 E. 迎香

53. 下列何穴在舌体背部正中缝中（　　）

  A. 廉泉   B. 海泉

  C. 金津玉液 D. 聚泉

  E. 涌泉

54. 下列何穴在舌系带下中点处（　　）

  A. 金津、玉液 B. 海泉

  C. 聚泉   D. 涌泉

  E. 曲泉

55. 下列何穴在身上的穴位点最多（　　）

  A. 十宣 B. 八邪 C. 八风

  D. 夹脊 E. 四缝

56. 下列何穴既能治上肢疾患又能治下肢疾患（　　）

  A. 八邪 B. 八风 C. 曲池

  D. 足三里 E. 夹脊

57. 下列何穴既能治五脏病又能治六腑病（　　）

  A. 夹脊 B. 心俞 C. 肺俞

  D. 大肠俞 E. 膀胱俞

58. 外劳宫穴能治疗下列哪个疾病（　　）

  A. 腰痛 B. 落枕 C. 目疾

  D. 牙痛 E. 呕吐

59. 海泉穴能治疗下列哪个疾病（　　）

  A. 呕吐 B. 口疮 C. 消渴

  D. 耳鸣 E. 目疾

60. 胃脘下俞穴能治疗下列哪个疾病（　　）

  A. 腹泻 B. 胃痛 C. 喘咳

  D. 痛经 E. 不孕

（二）B型题

  A. 目平视、瞳孔直下，当眼球与眶下缘之间

  B. 目平视、当眶下缘外侧四分之一与内四分之三交界处

  C. 目平视、瞳孔直下 1 寸，正当眶下孔部位

  D. 目外眦角外侧约 0.5 寸处

  E. 闭目，在目内眦角上方 0.1 寸处

1. 瞳子髎的取穴法（　　）

2. 承泣的取穴法（　　）

3. 球后的取穴法（　　）

4. 睛明的取穴法（　　）

  A. 丝竹空 B. 阳白 C. 睛明

  D. 攒竹 E. 鱼腰

5. 眉中（　　）

6. 眉上 1 寸（　　）

7. 眉梢（　　）

8. 眉头（　　）

  A. 在头顶部 B. 在头侧部

  C. 在头前部 D. 在头后部

9. 四神聪（　　）

10. 太阳（　　）

  A. 在舌上 B. 在舌下

  C. 在舌前部 D. 在舌后部

11. 海泉（　　）

12. 聚泉（　　）

  A. 在手背侧 B. 在手掌侧

  C. 在手尺侧部 D. 在手桡侧部

13. 四缝（　　）

14. 八邪（　　）

  A. 在手的指蹼缘后

  B. 在足的趾蹼缘后

  C. 在手尺侧部

  D. 在手桡侧部

15. 八邪（　　）

16. 八风（　　）

    A. 在手的十指尖端

    B. 在足的十趾尖端

    C. 在手的十指蹼缘前

    D. 在足的十趾蹼缘前

17. 十宣（　　）

18. 气端（　　）

    A. 在舌下舌系带两旁的穴

    B. 在舌下舌系带中点的穴

    C. 在舌下舌系带前的穴

    D. 舌尖

19. 海泉（　　）

20. 金津玉液（　　）

（三）C 型题

    A. 奇输   B. 别穴

    C. 两者均是   D. 两者均不是

1. 经外奇穴也称（　　）

2. 从经脉别出的络穴也称（　　）

    A. 蛔虫病   B. 风疹块

    C. 两者均治   D. 两者均不治

3. 四缝穴多用于治疗（　　）

4. 百虫窝多用于治疗（　　）

5. 后溪穴多用于治疗（　　）

    A. 华佗夹脊胸6—12

    B. 华佗夹脊腰1—4

    C. 两者都有关

    D. 两者都无关

6. 治疗上肢疾患（　　）

7. 治疗下肢疾患（　　）

8. 治疗腹部疾患（　　）

    A. 体表标志取穴法

    B. 手指比量取穴法

    C. 两者均有关

    D. 两者均无关

9. 印堂的取穴法是（　　）

10. 太阳的取穴法是（　　）

11. 攒竹的取穴法是（　　）

12. 鱼腰的取穴法是（　　）

（四）K 型题

1. 下列奇穴定位正确的有（　　）

    ①翳明在翳风后1寸

    ②腰眼在第四腰椎棘突下旁开3.5寸

    ③阑尾穴在足三里下2寸

    ④胆囊穴约在阳陵泉下2.5~3寸

2. 下列各穴属于奇穴的是（　　）

    ①四缝   ②四白

    ③四神聪   ④四渎

3. 关于下列奇穴主治正确的是（　　）

    ①八邪治小儿疳积、百日咳等疾患

    ②八风治脚气、趾痛、头痛、胃痛、月经不调等疾患

    ③四缝治手指关节痛、手指麻木等疾患

    ④十宣治昏迷、高热、中暑、癫病、小儿惊厥等疾患

4. 下列各穴中属于头面部的是（　　）

    ①少商   ②内庭

    ③合谷   ④头维

5. 下列各穴在上肢的是（　　）

    ①二白   ②鱼腰

    ③曲池   ④商丘

6. 下列各穴在下肢的是（　　）

    ①太阳   ②鹤顶

    ③合谷   ④髋骨

7. 下列各穴在足部的是（　　）

    ①气端   ②八风

    ③独阴   ④太阳

8. 下列各穴位于膝部附近的是（　　）

    ①梁丘   ②三阴交

    ③鹤顶   ④解溪

9. 下列各穴位于手指上的是（　　）

    ①小骨空   ②中泉

    ③中魁   ④曲池

10. 下列各穴在舌部的是（　　）

①下关　　②聚泉
③地仓　　④海泉

（五）X 型题

1. 位于足上的奇穴有（　　）
 A. 气端　　B. 八风　　C. 独阴
 D. 至阴　　E. 涌泉

2. 位于下肢外侧面的奇穴有（　　）
 A. 阳陵泉　B. 胆囊　C. 足三里
 D. 阑尾　　E. 外踝尖

3. 位于下肢内侧面的奇穴有（　　）
 A. 内踝尖　B. 三阴交　C. 内膝眼
 D. 太溪　　E. 大钟

4. 位于膝上的奇穴有（　　）
 A. 梁丘　　B. 髋骨　　C. 鹤顶
 D. 血海　　E. 髀关

5. 位于膝下的奇穴有（　　）
 A. 阑尾　　B. 胆囊　　C. 足三里
 D. 阳陵泉　E. 丰隆

6. 位于手背的奇穴有（　　）
 A. 合谷　　B. 外劳宫　C. 腰痛点
 D. 液门　　E. 中渚

7. 位于手背的奇穴有（　　）
 A. 中魁　　B. 八邪　　C. 中泉
 D. 合谷　　E. 商阳

8. 位于上肢的奇穴有（　　）
 A. 肘尖　　B. 二白　　C. 曲池
 D. 太渊　　E. 少商

9. 位于背部的奇穴有（　　）
 A. 定喘　　B. 夹脊　　C. 腰阳关
 D. 肾俞　　E. 肺俞

10. 位于腰部的奇穴有（　　）
 A. 腰眼　　B. 十七椎　　C. 命门
 D. 小肠俞　E. 大肠俞

11. 位于舌部的奇穴有（　　）
 A. 聚泉　　B. 海泉　　C. 涌泉
 D. 曲泉　　E. 至阴

12. 位于舌下的奇穴有（　　）
 A. 海泉　　B. 金津、玉液

 C. 鱼腰　　D. 聚泉
 E. 水沟

13. 位于头侧面的奇穴有（　　）
 A. 太阳　　B. 耳尖　　C. 风池
 D. 翳明　　E. 头维

14. 位于面部的奇穴有（　　）
 A. 印堂　　B. 鱼腰　　C. 头维
 D. 攒竹　　E. 丝竹空

15. 治疗腰痛的奇穴有（　　）
 A. 中泉　　B. 腰眼　　C. 下极俞
 D. 八邪　　E. 四缝

16. 治疗目翳的奇穴有（　　）
 A. 二白　　B. 肘尖　　C. 大骨空
 D. 小骨空　E. 四缝

二、填空题

1. 迎香位于_____。上迎香位于_____，内迎香位于_____。

2. 四神聪在_____，当百会前后左右_____，共四个穴位。

3. 球后在眶下缘_____与_____交界处。

4. 在口腔内，当舌背正中缝的中点是_____，当舌下系带的中点是_____。

5. 在手上有二个穴位，各有四个穴点，它们是_____、_____。

6. 在足上有_____穴是左右各四个穴点，_____穴是左右各五处穴点。

7. 在足外侧面，外踝的凸起处是_____，在足内侧面，内踝的凸起处是_____。

三、问答题

1. 试述四神聪、中魁、十宣、八风等四穴的位置及其主治。

2. 试述太阳、金津、玉液、子宫、四缝诸穴的位置及其主治。

3. 试举出四条经脉循行线上的常用奇

穴名称、定位及其主治。

 答案

一、选择题

（一）A型题

1.E	2.D	3.C	4.A	5.D
6.A	7.C	8.D	9.B	10.D
11.A	12.E	13.D	14.D	15.D
16.A	17.B	18.B	19.A	20.A
21.C	22.E	23.E	24.E	25.D
26.A	27.C	28.C	29.E	30.D
31.A	32.D	33.B	34.C	35.A
36.B	37.A	38.C	39.D	40.D
41.E	42.C	43.C	44.D	45.B
46.B	47.C	48.D	49.C	50.B
51.C	52.C	53.D	54.B	55.D
56.E	57.A	58.B	59.C	60.B

答案分析

23.E

中魁穴多用灸法，不用针刺。

29.E

太阳穴是属经外奇穴，位于眉梢与目外眦中间向后约1横指凹陷处。有疏解头风，清热明目的作用。

30.D

太阳为经外奇穴，位于眉梢与目外眦之间向后约1横指的凹陷处。主治头痛、感冒、目赤、三叉神经痛等，但太阳穴不是治疗近视的常用穴位。

（二）B型题

1.D	2.A	3.B	4.E	5.E
6.B	7.A	8.D	9.A	10.B
11.B	12.A	13.B	14.A	15.A
16.B	17.A	18.B	19.B	20.A

（三）C型题

1.C	2.D	3.A	4.C	5.D

6.D	7.B	8.C	9.A	10.C
11.A	12.A			

答案分析

1.C

《灵枢·刺节真邪》："尽刺诸阳之奇输，未有常处也"。"别穴"即"经外奇穴"，见《医学入门》。

2.D

《灵枢·经脉》言十五络，皆称××之别，为别离、别行之意，《难经》称为"别络"，不能作"别穴"理解。

（四）K型题

1.A	2.B	3.C	4.D	5.B
6.C	7.A	8.B	9.B	10.C

（五）X型题

1.ABC	2.BDE	3.AC	4.BC	
5.AB	6.BC	7.ABC	8.AB	
9.AB	10.AB	11.AB	12.AB	
13.ABD	14.AB	15.BC	16.CD	

二、填空题

1. 鼻翼外缘中点旁，当鼻唇沟中；鼻翼软骨与鼻甲的交界处鼻唇沟上端；鼻孔内，当鼻翼软骨与鼻甲交界的粘膜处。

2. 头顶部；各1寸。

3. 外1/4；内3/4。

4. 聚泉；海泉。

5. 四缝；八邪。

6. 八风；气端。

7. 外踝尖；内踝尖。

三、问答题

1. 答：四神聪：位于百会穴前、后、左、右，各开1寸处。主治头痛、眩晕、失眠、健忘、癫痫等。中魁：位于中指背侧，当近端指骨关节横纹之中点处。主治各种昏迷、晕厥、高热、咽喉肿痛、癫痫等。十宣：位于手十指尖端，距指甲游离缘0.1

寸，左右共 10 个穴位。主治昏迷、高热、晕厥、中暑、癫痫、咽喉肿痛等。八风：位于足背各趾缝凹陷处，主治脚气、趾痛、足跗肿痛、毒蛇咬伤等。

2.答：太阳：位于眉梢与目外眦连线中点向后约 1 寸处。主治急性目疾、头痛等。金津、玉液：位于舌系带两侧静脉上，左为金津，右为玉液。主治口疮、舌肿、呕吐、消渴等。子宫：位于中极穴旁开 3 寸。主治阴挺、疝气、腹痛等。四缝：位于第二、三、四、五指掌面，近端指骨关节横纹中点。主治小儿疳积、百日咳等。

3.答：印堂：在督脉的循行线上，两眉之间，主治头晕、头痛、鼻衄、鼻渊、小儿惊风、失眠等。胃脘下俞：在足太阳膀胱经的循行线上，第八胸椎棘突下旁开 1.5 寸，主治消渴、咽干。胆囊穴：在足少阳胆经的循行线上，阳陵泉穴下 1—2 寸处，主治急慢性胆囊炎、胆石症、胆道蛔虫症、下肢痿痹。阑尾穴：在足阳明胃经的循行线上，足三里穴下约 2 寸处，主治急慢性阑尾炎、消化不良、下肢瘫痪等。

第十八章 经络的纵横关系

![习题图标] 习题

一、选择题

(一) A型题

1. "根结"一词首见于（　　）
　　A.《博雅》　　B.《素问》
　　C.《太素》　　D.《针灸甲乙经》
　　E.《灵枢》

2. 足少阳结于（　　）
　　A.窍阴　　B.太仓　　C.窗笼
　　D.至阴　　E.玉英

3. 太阳之结"命门"是指（　　）
　　A.肾　　B.穴位　　C.耳
　　D.目　　E.腰部

4. "根"的部位均为（　　）
　　A.经穴　　B.井穴　　C.荥穴
　　D.输穴　　E.原穴

5. 太阴之结"太仓"是指（　　）
　　A.胃　　B.脾　　C.中焦
　　D.太白　　E.肺

6. 足厥阴之标在（　　）
　　A.舌本　　B.舌下两脉　　C.耳中
　　D.背俞　　E.命门

7. 足少阳标部之相应穴是（　　）
　　A.听宫　　B.听会　　C.耳门
　　D.上关　　E.完骨

8. 手三阳之标部都在（　　）
　　A.胸部　　B.背俞　　C.颈部
　　D.头面　　E.鼻咽部

9. 足阳明之本在（　　）
　　A.窍阴　　B.跗阳　　C.中封
　　D.至阴　　E.厉兑

10. 经脉标本的具体内容见于（　　）
　　A.《灵枢·根结》
　　B.《灵枢·本输》
　　C.《灵枢·卫气》
　　D.《灵枢·经脉》
　　E.《灵枢·标本》

11. "四街者，气之径路也"载于
（　　）
　　A.《灵枢·经筋》
　　B.《灵枢·本输》
　　C.《灵枢·卫气》
　　D.《灵枢·经别》
　　E.《灵枢·动输》

12. 足三阴通于（　　）
　　A.腹气街　　B.胫气街　　C.胸气街
　　D.头气街　　E.以上均非

13. 《内经》中狭义的"气街"是指
（　　）
　　A.冲门穴　　B.太冲穴　　C.承山穴
　　D.气冲穴　　E.冲脉

14. 胸气街止之（　　）
　　A.胸　　B.背俞　　C.腹
　　D.膺　　E.膺与背俞

15. 提出"脏腑腹背，气相通应"的医家是（　　）
　　A.孙思邈　　B.滑伯仁　　C.皇甫谧
　　D.杨上善　　E.王惟一

16. 血海是指（　　）
　　A.冲脉　　B.胞中　　C.膻中
　　D.肺中　　E.大杼

17. 与胸气街相通的是（　　）
　　A.胃　　B.冲脉　　C.脑
　　D.膻中　　E.气冲

18. 气海之上输穴是（　　）

A. 大杼 　B. 大陵 　C. 人迎

D. 百会 　E. 大椎

19. 髓海之下输穴是（ 　）

A. 哑门 　B. 中府 　C. 风门

D. 风府 　E. 大椎

20. "审守其输而调其虚实" 载于（ 　）

A.《灵枢·根结》

B.《灵枢·本输》

C.《灵枢·卫气》

D.《灵枢·海论》

E.《灵枢·营气》

21. "水谷之海有余" 则（ 　）

A. 腹痛 　B. 腹泻 　C. 腹胀

D. 腹满 　E. 多食

22. "髓海" 所输注腧穴主治（ 　）

A. 面瘫 　B. 面痛 　C. 口眼歪斜

D. 面䐃 　E. 以上均非

23. "膻中" 是指（ 　）

A. 胸中 　B. 心中 　C. 肺中

D. 上焦 　E. 心肺

24. "既能治疗局部病，又能治疗相关内脏的疾病" 的穴位是（ 　）

A. 根部的腧穴

B. 本部的腧穴

C. 根结部的腧穴

D. 标本部的腧穴

E. 气街部位的腧穴

25. 胸背部标部腧穴以 …… 为代表（ 　）

A. 俞募穴 　B. 任督经穴

C. 脾经穴 　D. 胃经穴

E. 以上均非

26. 经气弥漫散布的部位是（ 　）

A. 结 　B. 标 　C. 气街

D. 本 　E. 以上均非

27. "窗笼" 是指（ 　）

A. 耳 　B. 耳聋 　C. 目

D. 钳耳 　E. 鼻咽

28. 手少阳所 "注" 腧穴是（ 　）

A. 合穴 　B. 经穴 　C. 井穴

D. 原穴 　E. 络穴

29. 气海之下输穴是（ 　）

A. 哑门 　B. 扶突 　C. 人迎

D. 风府 　E. 大椎

30. "主润宗筋" 的是（ 　）

A. 气海 　B. 血海 　C. 水谷之海

D. 髓海 　E. 肝

31. 全身精神、气血化生和汇聚之处是（ 　）

A. 胃 　B. 脑 　C. 心

D. 四海 　E. 气街

32. 足少阴本部在（ 　）

A. 内踝上 1 寸 　B. 内踝上 2 寸

C. 内踝上 3 寸 　D. 内踝上 4 寸

E. 内踝上 5 寸

33.《四总穴歌》是指……腧穴的应用（ 　）

A. 根部 　B. 四肢部 　C. 标部

D. 本部 　E. 特定穴

34. "胸气街" 以……为中心（ 　）

A. 心肺 　B. 膻中 　C. 心

D. 腓 　E. 以上均非

35. 下列何书有专用 "井穴" 治疗多种病的记载（ 　）

A.《灵枢·根结》

B.《针灸大成》

C.《针灸聚英》

D.《针灸甲乙经》

E.《标幽赋》

（二）B 型题

A. 天窗、支沟 　B. 天牖、外关

C. 天牖、偏历 　D. 天容、外关

E. 天窗、支正

1. 手太阳入于（ 　）

2. 手少阳入于（ 　）

A. 窍阴　　B. 至阴　　C. 窗笼

D. 廉泉　　E. 涌泉

3. 足少阳根于（　　　）

4. 足少阳结于（　　　）

A. 丘墟　　B. 阳谷　　C. 阳池

D. 京骨　　E. 冲阳

5. 足太阳溜于（　　　）

6. 足阳明溜于（　　　）

A. 根　　B. 溜　　C. 注

D. 入　　E. 合

7. 经气所灌注之处为（　　　）

8. 经气所流经之处为（　　　）

A. 标　　B. 本　　C. 根

D. 结　　E. 溜

9. 经气集中于四肢部位为（　　　）

10. 经气扩散于头面和躯干一定部位为
（　　　）

A. 肝俞、廉泉　　B. 脾俞、廉泉

C. 肾俞、廉泉　　D. 脾俞

E. 胃俞、廉泉

11. 足太阴标部相应腧穴是（　　　）

12. 足少阴标部相应腧穴是（　　　）

A. 两筋之间　　B. 寸口之前

C. 腋内动脉　　D. 寸口之中

E. 腋下三寸

13. 手太阴之本在（　　　）

14. 手太阴之标在（　　　）

A. 冲脉与背俞　　B. 背俞

C. 腹部脏腑　　D. 膺与背俞

E. 胸部

15. 胸之气街止之于（　　　）

16. 腹之气街止之于（　　　）

A. 上巨虚　　B. 气冲　　C. 足三里

D. 下巨虚　　E. 人迎

17. 水谷之海其输上在（　　　）

18. 水谷之海其输下出（　　　）

A. 人迎　　B. 风府　　C. 扶突

D. 天窗　　E. 承浆

19. 气海之下输穴为（　　　）

20. 足阳明标部之相应穴为（　　　）

A. 根　　　B. 结　　　C. 标

D. 本　　　E. 四海

21. 经气汇聚的重心是（　　　）

22. 经气扩散的区域是（　　　）

A. 杨上善　　B. 皇甫谧　　C. 高武

D. 窦默　　E. 杨继洲

23. 提出"四根三结"的医家是
（　　　）

24. 提出"中脘，一名太仓"的医家是
（　　　）

A. 井穴　　　　B. 荥穴

C. 原穴或经穴　　D. 八会穴

E. 奇穴

25. 经气所起的根源处是（　　　）

26. 经气所流经之处多是（　　　）

A. 俞募配穴法　　B. 左右配穴法

C. 原络配穴法　　D. 表里配穴法

E. 上下配穴法

27. 以标本理论为依据（　　　）

28. 以气街理论为依据（　　　）

A. 人迎、大椎　　B. 百会、风府

C. 下陵、气冲　　D. 人迎、大杼

E. 百会、风门

29. 髓海有余应泻（　　　）

30. 水谷之海不足应补（　　　）

（三）C 型题

A. 标　　　　　B. 结

C. 两者均是　　D. 两者均非

1. 气街理论从部位上联系（　　　）

2. 奇经八脉从部位上联系（　　　）

A. 小海　　　　B. 阳辅

C. 两者均是　　D. 两者均非

3. 足少阳注于（　　　）

4. 手太阳注于（　　　）

A. 十二经之海　　B. 血海

C. 两者均是　　　D. 两者均非

5. 冲脉（　　）
6. 胃（　　）
　　A. 腹部　　　　B. 头部
　　C. 两者均是　　D. 两者均非
7. 血海所在部位是（　　）
8. 水谷之海所在部位是（　　）
　　A. 轻劲多力　　B. 自过其度
　　C. 两者均是　　D. 两者均非
9. 髓海有余（　　）
10. 髓海不足（　　）
　　A. 厉兑　　　　B. 厉兑之间
　　C. 两者均是　　D. 两者均非
11. 足阳明根于（　　）
12. 足阳明之本在（　　）
　　A. 背俞、舌下两脉
　　B. 背俞、舌本
　　C. 两者均是
　　D. 两者均非
13. 足太阴之标在（　　）
14. 足少阴之标在（　　）
　　A. 上巨虚　　B. 下巨虚
　　C. 两者均是　　D. 两者均非
15. 血海其输下出于（　　）
16. 水谷之海其输下出于（　　）
　　A. 原穴　　　　B. 经穴
　　C. 两者均是　　D. 两者均非
17. 经气所流经之处（　　）
18. 经气所灌注之处（　　）
　　A.《灵枢·卫气》
　　B.《灵枢·标本》
　　C. 两者均是
　　D. 两者均非
19. 标本之内容载于（　　）
20. 气街之内容载于（　　）
　　A. 标本　　　　B. 气街
　　C. 两者均是　　D. 两者均非
21. 主要分析经络的纵向关系（　　）
22. 主要分析经络的横向关系（　　）

　　A. 脾俞　　　　B. 廉泉
　　C. 两者均是　　D. 两者均非
23. 足太阴"标"部相应穴是（　　）
24. 足少阴"标"部相应穴是（　　）
　　A. 根　　　　　B. 本
　　C. 两者均是　　D. 两者均非
25. 井穴（　　）
26. 四肢肘膝以下的一定部位（　　）
　　A. 四海　　　　B. 气街
　　C. 两者均是　　D. 两者均非
27. 与三焦的划分有相同之处（　　）
28. 强调经气汇通的共同通路（　　）
　　A. 根　　　　　B. 本
　　C. 两者均是　　D. 两者均非
29. 强调经气之源在四肢（　　）
30. 强调经气的共同通路（　　）

（四）K型题
1. 四海是指（　　）
　　①气海　　　　②血海
　　③水谷之海　　④髓海
2. 足少阳入于（　　）
　　①天柱　　　　②天容
　　③飞扬　　　　④光明
3. 手足三阳经"溜"于（　　）
　　①原穴　　　　②络穴
　　③经穴　　　　④荥穴
4. 下列属经脉所"结"之处的是
（　　）
　　①太仓　　　　②玉英
　　③命门　　　　④人迎
5. 十二经脉的"标"在（　　）
　　①头面　　　　②胸部
　　③背部　　　　④四肢
6. 胫之气街分布于（　　）
　　①气冲　　　　②踝部上
　　③承山　　　　④踝部下
7. 腹气街以……为中心（　　）
　　①六腑　　　　②肾

· 146 ·

③肝　　④脾

8. 足三阳之标部都在（　　）
①胸部　　②腹部
③背俞　　④头面

9. "根"为（　　）
①原穴　　②四肢末端一定部位
③经穴　　④井穴

10. 髓海所输注的输穴是（　　）
①风府　　②风门
③百会　　④囟会

11. 冲脉又称作（　　）
①血海　　　　②气海
③十二经之海　④阴脉之海

12. 下列属经脉所"根"之处的是（　　）
①至阴　　②大敦
③隐白　　④大都

13. 下列不属手足三阳经"溜"于之处的是（　　）
①京骨　　②束骨
③阳池　　④阳溪

14. 下列属足三阳"标"部的是（　　）
①窗笼　　②人迎
③命门　　④颊

15. 下列不属"髓海不足"之病证是（　　）
①耳鸣　　②癫狂
③懈怠　　④目黄

16. 腹之气街分布于……之间（　　）
①腹部脏腑　　②腰部腧穴
③背部腧穴　　④膺部脏腑

17. 胸气街以……为中心（　　）
①心　　②心包
③肺　　④脾

18. 下列属足三阴之标部的是（　　）
①舌本　　②舌下两脉
③背俞　　④目

19. 下列属手三阳"本"部相应穴的是（　　）
①臂臑　　②中渚
③曲池　　④养老

20. "水谷之海"有余则（　　）
①腹泄　　②腹胀
③腹痛　　④腹满

21. 手三阴"本"部相应腧穴是（　　）
①神门　　②太渊
③内关　　④大陵

22. 下列不属"入"穴的是（　　）
①天冲　　②天容
③天鼎　　④天柱

23. 下列属"气街"主治病是（　　）
①头痛　　②咳喘
③腹泻　　④下肢痿痹

24. 足三阳"结"部是（　　）
①窗笼　　②颃颡
③命门　　④廉泉

25. 气街理论从部位上联系（　　）
①根　　②结
③本　　④标

（五）X型题

1. "结"位于……的一定部位和器官（　　）
A. 头　　B. 胸　　C. 膺
D. 腹　　E. 颈

2. 下列穴位除……外皆是"标"部相应穴（　　）
A. 听会　　B. 颊车　　C. 地仓
D. 天府　　E. 中府

3. 气海有余则（　　）
A. 咳喘　　B. 气满胸中　　C. 悗息
D. 面赤　　E. 少气

4. 腹之气街分布于（　　）
A. 胸部脏腑　　B. 背腰部腧穴
C. 腹部脏腑　　D. 头部腧穴

147

E. 脐旁冲脉

5. 《灵枢·海论》中之"四海"是指（　　）

A. 血海　　B. 气海　　C. 脑海

D. 水谷之海　E. 髓海

6. 手三阴的标部都在（　　）

A. 胸部　　B. 腹部　　C. 背俞

D. 头面　　E. 舌部

7. "结"和"标"位于（　　）

A. 四肢　　B. 胸　　C. 背

D. 头　　E. 腹

8. 血海所输注的腧穴是（　　）

A. 大椎　　B. 大杼　　C. 上巨虚

D. 下巨虚　E. 足三里

9. 下列属"本"部相应穴是（　　）

A. 交信　　B. 中封　　C. 养老

D. 中渚　　E. 神门

10. 下列不属于腹气街的的穴位是（　　）

A. 肺俞　　B. 脾俞　　C. 肾俞

D. 中脘　　E. 中府

11. 胫之气街分布于（　　）

A. 承筋　　　B. 承山　　C. 气冲

D. 踝上下　　E. 膝上下

12. 下列穴位除……外是"根溜注入"部相应穴（　　）

A. 天鼎　　B. 天容　　C. 丘墟

D. 水沟　　E. 阳辅

13. 足阳明之标在（　　）

A. 扶突　　B. 人迎　　C. 颊

D. 窗笼　　E. 颃颡

14. 在气街理论启示下发展起来的有（　　）

A. 鼻针　　B. 耳针　　C. 舌针

D. 眼针　　E. 水针

15. 髓海不足则（　　）

A. 脑转　　B. 耳鸣　　C. 胫肿

D. 眩冒　　E. 安卧

16. 标部在头面的是（　　）

A. 足阳明　B. 足三阴　C. 手三阴

D. 足太阳　E. 手三阳

17. 下列不属于"结"的部位是（　　）

A. 目　　B. 胃　　C. 耳

D. 脾　　E. 嗌

18. 下列属于"根溜注入"注于部位腧穴是（　　）

A. 阳溪　　B. 小海　　C. 昆仑

D. 阳辅　　E. 少海

19. 标部在背俞的是（　　）

A. 足太阴　B. 足厥阴　C. 足少阴

D. 手厥阴　E. 手少阴

20. 下列特定穴位除……外皆是"根溜注入"部相应穴（　　）

A. 络穴　　B. 荥穴　　C. 经穴

D. 井穴　　E. 输穴

21. 腹气街以……为中心（　　）

A. 肝　　B. 脾　　C. 肾

D. 六腑　　E. 心

22. 与血海相通之气街为（　　）

A. 头气街　B. 胫气街　C. 腹气街

D. 胸气街　E. 臂气街

23. 下列属足阳明之"根溜注入"腧穴的是（　　）

A. 厉兑　　B. 冲阳　　C. 别阳

D. 人迎　　E. 扶突

24. 头面部"标"部腧穴能治疗（　　）

A. 鼻渊　　B. 耳聋　　C. 脑疾

D. 目疾　　E. 头痛

25. 下列为足三阴"标"部相应穴的是（　　）

A. 脾俞　　B. 肾俞　　C. 廉泉

D. 肝俞　　E. 心俞

二、填空题

1. "根结"一词首见于《_____》。

2. 元代_____在《_____》中有了"四根三结"的概括提法。

3. 《外台》取浮白穴治疗腿足痿软是_____腧穴的具体应用。

4. 《席弘赋》：治目疾，睛明配光明是_____、_____部腧穴的具体应用。

5. 腹之气街，分布于_____脏腑与_____部腧穴及脐旁_____之间。

6. 在胸背部标部的腧穴，以_____穴为代表。

7. 《灵枢·海论》："凡此四海者，……得_____者_____，得_____者_____；知_____者_____，不知_____者_____。"

8. 手太阳根于_____，溜于_____，注于_____，入于_____、_____。

三、名词解释

1. 四根三结
2. 气街
3. 四海
4. 根结

四、问答题

1. 根据《灵枢·根结》记载，回答根结的具体内容。

2. 请写出足三阳经"根、溜、注、入"各穴名。

3. 简述四海、气街与三焦的关系。

 答案

一、选择题

（一）A 型题

1.E	2.C	3.D	4.B	5.A
6.D	7.B	8.D	9.E	10.C
11.E	12.A	13.D	14.E	15.B
16.A	17.D	18.E	19.D	20.D
21.D	22.E	23.A	24.E	25.A
26.B	27.A	28.B	29.C	30.C
31.D	32.B	33.D	34.A	35.B

答案分析

14.E
胸气街止之膺与背俞。

17.D
与"胸气街"相通的是气海，膻中为气海。

22.E
"髓海"所输注腧穴主要主治神志疾病。

28.B
手少阳所"注"腧穴是"支沟"，为五输穴之"经穴"。

30.C
《素问·痿论》言："阳明者，五脏六腑之海，主润宗筋，……"。

（二）B 型题

1.E	2.B	3.A	4.C	5.D
6.E	7.C	8.B	9.B	10.A
11.B	12.C	13.D	14.C	15.D
16.A	17.B	18.C	19.A	20.A
21.D	22.C	23.D	24.B	25.A
26.C	27.E	28.A	29.B	30.C

（三）C 型题

1.C	2.D	3.B	4.A	5.C
6.D	7.A	8.A	9.C	10.D
11.A	12.A	13.B	14.A	15.C

16. D   17. C   18. B   19. A   20. A
21. A   22. B   23. C   24. B   25. A
26. B   27. C   28. B   29. C   30. D

答案分析

17. C

"溜"，是经气所流经之处，多为"原穴"或"经穴"。

18. B

"注"是经气所灌注之处，多为"经穴"或"合穴"。

19. A 20. A

标本、气街之内容均载于《灵枢·卫气》。

（四）K型题

1. E   2. C   3. B   4. A   5. A
6. E   7. E   8. D   9. D   10. B
11. B   12. A   13. C   14. E   15. C
16. A   17. B   18. A   19. E   20. D
21. A   22. B   23. E   24. A   25. C

（五）X型题

1. ABD   2. BD   3. BCD
4. BCE   5. ABDE   6. AC
7. BCDE   8. BCD   9. ABCDE
10. AE   11. BCD   12. AD
13. BCE   14. ABD   15. ABCDE
16. ADE   17. DE   18. ABCD
19. ABCE   20. BE   21. ABCD
22. BC   23. ABD   24. ABCDE
25. ABCD

答案分析

10. AE

因肺俞、中府属"胸气街"。故根据题意，最佳答案应是 AE。

24. ABCDE

因头面部标部腧穴，能治疗头面、五官及脑之疾病。

二、填空题

1. 灵枢·根结。
2. 窦汉卿；标幽赋。
3. 标部。
4. 标；本。
5. 腹部；背腰；冲脉。
6. 俞募。
7. 顺；生；逆；败；调；利；调；害。
8. 少泽；阳谷；小海；支正；天窗。

三、名词解释

1. 四根三结：十二经脉都是以四肢井穴为根，合称"四根"；以头、胸、腹三部为结，合称"三结"。

2. 气街：是指经气纵横汇通的共同道路。

3. 四海：是指人体气血营卫产生、分化和汇聚的四个重要部位。

4. 根结：是指十二经脉之气起始和归结的部位。

四、问答题

1. 答：《灵枢·根结》所载：太阳根于至阴，结于命门；阳明根于厉兑，结于颡大；少阳根于窍阴，结于窗笼；太阴根于隐白，结于太仓；少阴根于涌泉，结于廉泉；厥阴根于大敦，结于玉英，络于膻中。

2. 答：足太阳根于至阴，溜于京骨，注于昆仑，入于天柱、飞扬；足少阳根于窍阴，溜于丘墟，注于阳辅，入于天容、光明；足阳明根于厉兑，溜于冲阳，注于下陵，入于人迎、丰隆。

3. 答：四海与气街具有其一致性。从位置上讲，脑为髓海，与头气街相通；膻中为气海，与胸气街相通；胃为水谷之海，与腹气街相通；冲脉为血海，与腹气街和胫气街相通。可以说四海与气街着重于经络气血横向的联系与汇通。四海、气街与三焦的划分也有其相通之处，四海位于头、胸、腹；气街以头、胸、腹、胫划分；而三焦是就胸、腹来分。气海和胸气街，从三焦来说属上焦，其部位为胸部；从三焦来说中下两焦，均在腹部，乃水谷之海、血海所在，通腹气街。腹气街不妨分为上腹气街和下腹气街，以与水谷之海、血海及中焦、下焦相配合。四海、气街与三焦，三者结合起来更易理解经络腧穴与脏腑的关系。

第十九章　经络腧穴现代研究

习题

一、选择题

(一) A 型题

1. 经络现象的共同特征是 (　　)
   A. 循经性　B. 回流性　C. 趋病性
   D. 效应性　E. 可阻性

2. 循经性感觉障碍最常见的感觉性质是 (　　)
   A. 酸冷　B. 热胀　C. 跳动
   D. 虫行　E. 麻痛

3. 低电阻点的电阻一般为 (　　)
   A. 600KΩ 以上　B. 400KΩ 以上
   C. 200KΩ 以上　D. 80～100KΩ
   E. 50～70KΩ

4. 同位素示踪开始于 (　　)
   A. 50 年代　B. 60 年代　C. 70 年代
   D. 80 年代　E. 90 年代

5. 法国学者 J. Borsarello 显示人体经络穴位，应用的是 (　　)
   A. 体表超微弱光发光检测
   B. 红外辐射成像
   C. 皮肤电阻检测
   D. 钙测定
   E. 低频声信号检测

6. 杰克逊癫痫与感传相似支持下列哪种学说？(　　)
   A. 脉管说
   B. 中枢兴奋扩散说
   C. 外周动因激发说
   D. 周围神经说
   E. 神经节段说

7. 感传扩布的前方遇手术切口、疤痕、肿块或肿大的脏器时，感传可 (　　)
   A. 回流　　B. 减速　　C. 偏离
   D. 扩散　　E. 被阻

8. 回流的感传多呈 (　　)
   A. 快速传导　　B. 慢速传导
   C. 间歇传导　　D. 断续传导
   E. 匀速传导

9. 循经感传的速度较周围神经传导速度 (　　)
   A. 慢得多　　　B. 时快时慢
   C. 快得多　　　D. 相一致
   E. 快慢不一

10. 经穴在下列范围内几乎都有脊神经或脑神经的支配 (　　)
    A. 0.3cm　　B. 0.4cm　　C. 0.5cm
    D. 0.6cm　　E. 0.7cm

11. 比较完满解释针灸的反射效应和循经经络现象的是 (　　)
    A. 神经节段说
    B. 中枢兴奋扩散说
    C. 外周动因激发说
    D. 周围神经说
    E. 二重反射说

12. 《灵枢·五十营》所说"呼吸定息，气行六寸"的速度是每秒 (　　)
    A. 1.6～2.4cm　　B. 2.4～3.0cm
    C. 2.8～3.6cm　　D. 3.2～4.0cm
    E. 3.6～4.4cm

13. Dumitrescu 等测得的皮肤电位比周围非穴皮肤高 (　　)
    A. 1～4mV　B. 2～6mV　C. 3～8mV
    D. 4～10mV　E. 5～12mV

14. 临床观察表明，支气管炎出现压痛

的穴位为（　　）

　　A. 膻中　　B. 横骨　　C. 中都
　　D. 脾俞　　E. 天枢

15. 胃癌患者可在胃俞穴出现（　　）

　　A. 结节　　B. 松弛　　C. 凹陷
　　D. 脱屑　　E. 条状物

16. 对心律、心率具有双向调节作用的穴位是（　　）

　　A. 郄门　　B. 素髎　　C. 人中
　　D. 膻中　　E. 内关

17. 循经感传中最奇特的现象是（　　）

　　A. 循经性　　B. 回流性　　C. 可阻性
　　D. 趋病性　　E. 效应性

18. 艾灸后循经感传的性质多为（　　）

　　A. 重感　　B. 热感　　C. 麻胀
　　D. 酸胀　　E. 虫行感

19. 同位素注入穴位后迁移线会（　　）

　　A. 迅速出现　　B. 有一定潜伏期
　　C. 很长潜伏期　　D. 极短潜伏期
　　E. 不出现

20. 我国学者开始研究经络穴位的发光是在（　　）

　　A.50 年代　　B.60 年代　　C.70 年代
　　D.80 年代　　E.90 年代

21. 《灵枢·经脉》"诸脉之浮而常见者，皆络脉也"，络脉指的是（　　）

　　A. 小血管　　B. 大血管　　C. 动脉
　　D. 静脉　　E. 淋巴管

22. 幻肢存在感传，形成过程主要是（　　）

　　A. 外周因素
　　B. 中枢因素
　　C. 中枢外周共同因素
　　D. 体液因素
　　E. 内分泌因素

23. "经脉弯曲部位常有相应神经结构分布"支持下列哪种学说？（　　）

　　A. 脉管说
　　B. 中枢兴奋扩散说
　　C. 外周动因激发说
　　D. 周围神经说
　　E. 神经节段说

24. 针刺可使胆瘘病人胆汁流出量减少的穴位是（　　）

　　A. 足三里、承山、阳陵泉
　　B. 足三里、胆囊、心俞
　　C. 中府、肝俞
　　D. 肺俞、期门
　　E. 手三里、足三里

25. 红外辐射特性研究显示穴位温度高于周围组织（　　）

　　A.0.1～0.3℃　　B.0.5～0.8℃
　　C.0.1～0.5℃　　D.0.5～1.0℃
　　E.0.7～1.0℃

（二）B 型题

　　A. 汪桐　　B. 孟昭威　　C. 谢益宽
　　D. 张保真　　E. 皮尔斯

1. 提出第三平衡系统假说的是（　　）

2. 提出二重反射假说的是（　　）

　　A. 循经低电阻　　B. 淤积移行
　　C. 循经迁徙　　D. 经穴冷光
　　E. 循经性声波

3. 穴位皮下注射核素会出现（　　）

4. 穴位输入定量低频信号会出现（　　）

　　A. 双向传导　　B. 减速传导
　　C. 回流现象　　D. 粗细不均
　　E. 多样感觉

5. 感传在经过肘、膝、肩、髋等关节时，会出现（　　）

6. 感传延伸过程中，突然中止穴位刺激，会出现（　　）

　　A. 声传导　　B. 高温带　　C. 低阻点

D. 冷光　　E. 钙富集

7. 通过体表超微弱光检测，发现人体经穴有（　　）

8. 通过钙测定，发现经脉线上的穴位有（　　）

A. 节刺　　B. 脉刺　　C. 扬刺

D. 窦刺　　E. 傍神经刺

9. 刺颈动脉窦的是（　　）

10. 刺星状神经节的是（　　）

A. 郄穴　　B. 俞募穴　　C. 五输穴

D. 络穴　　E. 八会穴

11. 神经分支吻合常出现在（　　）

12. 在神经节段的划分上体现穴位与脏腑之间密切关系的是（　　）

A. 内分泌系统　　B. 植物神经系统

C. 躯体系统　　D. 经络系统

E. 体液系统

13. 第四平衡系统是（　　）

14. 第三平衡系统是（　　）

A. 足三里　　B. 大敦　　C. 百会

D. 承山　　E. 曲泽

15. 穴位感受器以肌梭为主的是（　　）

16. 穴位感受器以环层小体为主的是（　　）

A. 天柱　　B. 阳白　　C. 期门

D. 京门　　E. 膈俞

17. 阳明头痛出现压痛的穴位是（　　）

18. 肾亏头痛出现压痛的穴位是（　　）

A. 手三里　　B. 合谷　　C. 足三里

D. 巨阙　　E. 膻中

19. 针刺使胃蠕动抑制的穴位是（　　）

20. 针刺使胃蠕动增强的穴位是（　　）

（三）C 型题

A. 痛敏区　　B. 麻木区

C. 两者均是　　D. 两者均非

1. 海特带提出的是（　　）

2. 循经感觉障碍表现的是（　　）

A. 循经性皮肤病

B. 循经性皮肤显痕

C. 两者均是

D. 两者均非

3. 循经性皮肤血管神经性反应是（　　）

4. 神经性皮炎会出现（　　）

A. 感在中枢　　B. 传在中枢

C. 两者均是　　D. 两者均非

5. 中枢兴奋扩散说认为（　　）

6. 外周动因激发说认为（　　）

A. 传在外周　　B. 感在中枢

C. 两者均是　　D. 两者均非

7. 外周动因激发说认为（　　）

8. 二重反射说认为（　　）

A. 痛敏带为主　　B. 麻木带为主

C. 两者均是　　D. 两者均非

9. 发病初期循经麻痛带表现为（　　）

10. 慢性期循经麻痛带表现为（　　）

A. 中枢　　B. 外周

C. 两者均是　　D. 两者均非

11. 循经感传的实质过程在（　　）

12. 循经感传的功能联系在（　　）

A. 肌梭为主　　B. 腱器官为主

C. 两者均是　　D. 两者均非

13. 承山穴区以（　　）

14. 内关穴区以（　　）

A. 月经不调　　B. 遗精

C. 两者均是　　D. 两者均非

15. 横骨穴压痛反映（　　）

16. 中都穴压痛反映（　　）

A. 针刺郄门、鱼际、太溪

B. 针刺素髎、人中、会阴

C. 两者均是

D. 两者均非

17. 对呼吸暂停有急救作用的是（　　）

18. 可平衡开胸引起的纵隔摆动现象的是（　　）

A. 期门、肝俞　　B. 肺俞、中府

C. 两者均是　　　　D. 两者均非

19. 针刺使肝血流量明显增加的是（　　）

20. 针刺使肝血流量明显减少的是（　　）

（四）K 型题

1. 循经感传现象的基本特征是（　　）

①回流性　　②趋病性

③效应性　　④可阻性

2. 经络客观检测中较早使用的方法是（　　）

①红外辐射成像

②放射性核素示踪

③低频声信号检测

④皮肤电阻检测

3. 经穴的 Ca^{2+} 浓度明显高于非经穴是通过哪项观察到的（　　）

①离子选择性电极

②体表超微弱发光

③质子激发 X 射线荧光发射

④低频声信号检测

4. 内脏病可在体表出现麻木或痛敏反应带于（　　）

①本经　　　　②表里经

③同名经　　　④表里经的同名经

5. 古人对经脉的认识有动脉、静脉之别，见于（　　）

①《灵枢·经脉》

②《灵枢·动输》

③《素问·脉要精微论》

④《灵枢·血络论》

6. 支持外周动因激发说的事实依据是（　　）

①感传可被阻滞

②感传可伴形态学改变

③感传线与已知结构不同

④颅内病变可自发感传

7. 感传被阻滞，可由下列哪项引起（　　）

①注射生理盐水

②施加机械压迫

③放置冰袋

④手术切口、疤痕

8. 支持中枢兴奋扩散说的事实依据是（　　）

①感传可被阻滞

②感传可伴形态学改变

③感传线与已知结构不同

④颅内病变可自发感传

9. 第三平衡系统的作用是（　　）

①快速姿势平衡

②全身性慢平衡

③内脏活动平衡

④体表内脏间平衡

10. 三阴交穴区的感受器有（　　）

①克氏终球　　②麦氏小体

③露菲尼小体　④环层小体

11. “皮肤活动点”的特征是（　　）

①电阻低　　　②电位高

③反映体表变化

④反映内脏变化

12. 在特定穴发光强度比较中，发光强度明显高于其他特定穴的是（　　）

①井穴　　　　②原穴

③下合穴　　　④荥穴

13. 消化性溃疡患者胃经穴位（　　）

①电阻升高　　②电压降低

③电阻左右平衡

④电阻左右失衡

14. 肺结核患者电位呈失衡态的穴位是（   ）
①神藏   ②中府
③肺俞   ④大包

15. 穴位病理反映的相对性表现在（   ）
①一个穴位不只反映一种病证
②一个穴位不只反映一脏一腑病证
③一个脏或腑的病证不只反应于一个穴位
④一个脏或腑的病证可反应于一些与所属脏腑不相关的穴位

16. 治疗继发性闭经，可选用（   ）
①关元   ②中极
③三阴交   ④曲池

17. 循经感传的速度（   ）
①较植物神经快
②较植物神经慢
③较躯体神经快
④较躯体神经慢

18. 指压后出现的循经感传的性质多为（   ）
①麻胀   ②酸胀
③热感   ④虫跳感

19. 传染性肝炎出现敏感点的穴位是（   ）
①横骨   ②脾俞
③天枢   ④中都

20. 腧穴形态结构的研究集中表现在（   ）
①腧穴与感受器   ②腧穴与神经
③腧穴与肌肉   ④腧穴与肌腱

（五）X型题

1. 支持中枢兴奋扩散说的事实依据是（   ）
A. 感传可被阻滞
B. 气功可诱发感传
C. 幻肢存在感传
D. 感传可伴形态学改变
E. 颅内病变患者可自发感传

2. 循经皮肤病最多见下列何经（   ）
A. 心经   B. 肾经   C. 心包经
D. 肺经   E. 大肠经

3. 低阻线的特点是（   ）
A. 连续的   B. 低电阻
C. 循经分布   D. 间断的
E. 不可重复

4. 应用放射性核素示踪客观检测经络的国家有（   ）
A. 日本   B. 美国   C. 中国
D. 罗马尼亚   E. 法国

5. 同位素注入穴位后，会出现（   ）
A. 迁移线   B. 高温带   C. 淤滞点
D. 低温带   E. 低阻线

6. 最有可能参与经络穴位功能的是（   ）
A. 结合钙   B. 游离钙
C. 亚稳态钙   D. 细胞内钙
E. 细胞外钙

7. 神经及其主要分支与经络路线基本一致的部位主要表现在（   ）
A. 头面部   B. 胸腹部
C. 肘关节以下   D. 腰背部
E. 膝关节以下

8. 进行红外辐射特性检测的国外学者是（   ）
A. Brown   B. Wheeler
C. J. Borsarello   D. 芹泽胜助
E. 大村惠昭

9. 头痛可在下列穴位出现压痛（   ）
A. 阳白   B. 期门   C. 章门
D. 天柱   E. 京门

10. 严重肝病出现结节的穴位是（   ）
A. 行间   B. 太冲   C. 曲泉
D. 章门   E. 期门

11. 穴位电学特性主要变化表现在（　　）

　　A. 皮肤电阻降低

　　B. 皮肤电位增高

　　C. 皮肤电阻升高

　　D. 皮肤电位降低

　　E. 左右失衡

12. 消化性溃疡患者井穴导电量较正常人显著增高的经脉是（　　）

　　A. 肺经　　B. 脾经　　C. 肾经

　　D. 肝经　　E. 胆经

13. 原发性高血压发作期光谱呈现不对称性的穴位是（　　）

　　A. 鱼际　　B. 肝俞　　C. 期门

　　D. 太冲　　E. 太溪

14. 针刺足三里可（　　）

　　A. 使胆汁量减少

　　B. 促进葡萄糖生成

　　C. 降低酮体

　　D. 降低游离胆固醇

　　E. 降低游离脂肪酸

15. 循经感传线较细的部位是（　　）

　　A. 上肢　　B. 头面　　C. 胸部

　　D. 腹部　　E. 下肢

16. 艾灸可使健康人背部正中线的高温带（　　）

　　A. 行程缩短　　B. 连续性减弱

　　C. 温度升高　　D. 行程延长

　　E. 连续性明显

17. 外周动因激发说的依据是（　　）

　　A. 感传可伴形态学改变

　　B. 感传可被阻滞

　　C. 感传可干扰第一体感区

　　D. 幻肢存在感传

　　E. 气功可诱发感传

18. 针刺对泌尿系结石及由于结石梗阻所致痉挛有良好调整作用的主穴是（　　）

　　A. 肾俞　　B. 关元　　C. 三阴交

　　D. 合谷　　E. 阴陵泉

19. 穴位发光强度比较显示是（　　）

　　A. 井穴高于四肢其他经穴

　　B. 上肢经穴高于下肢经穴

　　C. 三阳经经穴高于三阴经经穴

　　D. 左侧经穴高于右侧经穴

　　E. 头部经穴高于足部经穴

20.《灵枢·动输》"经脉十二，而手太阴、足少阴、阳明独动不休"中所谓的搏动不止是指（　　）

　　A. 太渊穴　　B. 太溪穴　　C. 冲阳穴

　　D. 气冲穴　　E. 人迎穴

二、填空题

1. 循经感传现象的基本特征_____，_____，_____，_____，_____，_____，_____和_____。

2. 感觉障碍包括_____、_____和_____。

3. 可见的经络现象包括_____和_____。

4. 二重反射说认为，器官功能的神经调节可通过_____和_____形式实现。

5. 孟昭威将人体的一、二、三、四平衡系统称作_____，_____，_____和_____。

6. 正常人穴位伏安曲线具有_____和_____特征。

7. 腧穴的病理反应主要表现在_____，_____，_____三个方面。

三、名词解释

1. 经络现象

2. 感觉异常

3. 循经皮肤显痕

4. 良导点

5. 二重反射

四、问答题

1. 如何理解循经感传现象中的回流性和可阻性？
2. 经络实质假说可概括为几种观点？
3. 腧穴生物物理特性有哪些？

 答案

一、选择题

(一) A 型题

1. A	2. E	3. D	4. B	5. B
6. B	7. E	8. E	9. A	10. C
11. E	12. C	13. B	14. A	15. E
16. E	17. B	18. B	19. B	20. C
21. A	22. B	23. D	24. A	25. D

答案分析

12. C

《灵枢·五十营》"呼吸定息，气行六寸"，指的是感传速度，合每秒 2.8 – 3.6cm。

21. A

《灵枢·经脉》"诸脉之浮而常见者，皆络脉也"，络脉指的是小血管和微血管。

22. B

中枢兴奋扩散说认为"感在中枢，传在中枢"，"幻肢存在感传"是其主要事实。

(二) B 型题

1. B	2. A	3. C	4. E	5. B
6. C	7. D	8. E	9. D	10. A
11. D	12. B	13. A	14. A	15. A
16. E	17. B	18. B	19. C	20. A

答案分析

11. D

周围神经说学者研究发现，络脉从经脉分出到另一经的部位有时正好是有关神经吻合的部位。

(三) C 型题

1. A	2. C	3. C	4. A	5. C
6. A	7. C	8. C	9. A	10. B
11. B	12. A	13. C	14. A	15. C
16. D	17. B	18. A	19. B	20. A

答案分析

1. A

西方学者提出的海特带只提及痛敏区。

5. C、6. A

中枢兴奋扩散说认为"感在中枢，传在中枢"；外周动因激发说认为"传在外周，感在中枢"。

11. B、12. A

外周动因激发说认为外周有循经感传的实质过程，中枢有循经感传的功能联系。故 11 选择 B，12 选择 A。

(四) K 型题

1. E	2. C	3. B	4. E	5. D
6. A	7. E	8. D	9. D	10. E
11. C	12. A	13. D	14. A	15. E
16. A	17. C	18. A	19. D	20. E

答案分析

11. C

皮肤活动点是前苏联学者提出的，是指能反映内脏变化的高电位皮肤点。

15. E

由于腧穴病理反应的特异性是相对的。

(五) X 型题

1. BCE	2. BE	3. BCD
4. CDE	5. AC	6. BC
7. CE	8. CDE	9. ABDE
10. BCE	11. ABE	12. BCDE
13. ABCDE	14. BCDE	15. AE
16. CDE	17. ABC	18. ABE
19. AB	20. ABCE	

答案分析

6. BC

穴区钙有多种形式，结合钙、亚稳态结

合钙、游离钙，其中亚稳态结合钙和游离钙最有可能参与穴位的功能活动，故选择 BC。

20. ABCE

这里指的是太渊、太溪、人迎、冲阳穴处的动脉，故选择 ABCE。

二、填空题

1. 循经性；双向传导；回流性；慢速传导；可阻性；宽度粗细不均；多样性；趋病性；效应性。

2. 感觉麻痹；感觉异常；感觉过敏。

3. 循经皮肤病；循经皮肤显痕。

4. 长反射；短反射。

5. 躯体神经系统；植物神经系统；经络系统；内分泌系统。

6. 非线性；低惯性特征。

7. 穴处感觉；组织形态；生物物理特性。

三、名词解释

1. 指沿古典经络路线出现的一些特殊的感觉传导和感觉障碍以及可见的皮肤色泽和组织形态变化等现象。

2. 指在无外来刺激情况下机体出现的蚁行、虫爬、电麻等异常感觉。

3. 针刺后出现沿相应经络路线的红线、白线、丘疹和皮下出血等皮肤血管神经性反应。

4. 皮肤导电量较其他部位为高的位点。

5. 针刺过程中长、短两种反射同时出现。

四、问答题

1. 答：循经感传最奇特的现象之一就是感传的回流性。感传在延伸中突然中止穴位刺激，会出现感传沿原路向原刺激穴位呈匀速传导的回流现象。回流的感传到达原刺激穴位附近时逐渐淡化、消失。

在感传线上施加机械压迫可阻断感传的继续传导，而在刺激点与压迫点之间的感传依然存在，并常有增强、憋胀的感觉，阻滞感传的有效压力一般为 $500g/cm^2$。阻滞的方法除机械压迫外还可由注射普鲁卡因或生理盐水、局部皮肤降温、软毛刷轻刷等方法。感传扩布的前方如遇手术切口、疤痕、肿块或肿大的脏器时也会被阻断。

2. 答：经络实质的假说可概括为三种观点：第一，经络是一种已知结构及其已知功能的调控系统；第二，经络是一种已知结构的未知功能或几种已知结构共同参与的未知的综合功能的调控系统；第三，经络是一种未知的特殊结构及其功能的调控系统。代表性的假说有以下九种：脉管说、中枢兴奋扩散说、外周动因激发说、周围神经说、神经节段说、二重反射说、轴索反射接力联动假说、脊髓前角运动神经元反射假说、第三平衡系统假说。

3. 答：腧穴的生物物理特性表现在五个方面：第一，电阻特性。穴位具有低电阻特性，而且是循经分布的。第二，电位特性。穴位的皮肤电位明显高于非穴位，有学者称此为"皮肤活动点"。第三，伏安特性。正常人穴位伏安曲线具有非线性和低惯性的特征。第四，超微弱发光特性。人体的穴位可向外发射超微弱冷光，且发光强度在不同腧穴间具有特异性。第五，红外辐射特性。穴位的温度比周围组织高，有高温点和高温带的存在。第六，超声波特性。穴处组织的超声波吸收系数和声速与周围组织不同，超声波束通过穴位组织时被折射。

模拟试卷一

✑ 习题

一、选择题（60分）

（一）A型题（20分）

1．《奇经八脉考》的作者为（　　）
　　A．杨继洲　　B．高武　　C．何若愚
　　D．李时珍　　E．孙思邈

2．"经外奇穴"是指（　　）
　　A．经脉以外的穴位
　　B．经穴以外的穴位
　　C．十二经穴以外有定名、定位的穴位
　　D．十四经穴以外的穴位
　　E．经穴以外有定名、定位的穴位

3．太阳之结"命门"是指（　　）
　　A．肾　　B．穴位　　C．耳
　　D．目　　E．腰部

4．四神聪穴位于（　　）
　　A．百会前、后、左、右各开1.3寸
　　B．百会前、后、左、右各开1.5寸
　　C．百会前、后、左、右各开0.5寸
　　D．百会前、后、左、右各开1.0寸
　　E．以上都不是

5．属于胆经的腧穴是（　　）
　　A．列缺　　B．外关　　C．通里
　　D．光明　　E．冲阳

6．夹脊穴的定位方法是（　　）
　　A．第一胸椎至第四骶椎各椎棘突下旁开0.5寸
　　B．第一胸椎至第五腰椎各椎棘突下旁开0.5寸
　　C．第一胸椎至第十二胸椎各椎棘突

下旁开0.5寸
　　D．第七颈椎至第十二胸椎各椎棘突下旁开0.5寸
　　E．第一颈椎至第五腰椎各椎棘突下旁开0.5寸

7．属肝经的穴位是（　　）
　　A．水泉　　B．阴陵泉　　C．太冲
　　D．中冲　　E．冲门

8．足少阳经别经过离、入、出之后，最后合于（　　）
　　A．足少阳经筋　　B．足厥阴肝经
　　C．手少阳经脉　　D．足少阳经脉
　　E．足少阳络脉

9．"胸气街"以……为中心（　　）
　　A．心肺　　B．膻中　　C．心
　　D．腓　　E．以上均非

10．气海之下输穴是（　　）
　　A．哑门　　B．扶突　　C．人迎
　　D．风府　　E．大椎

11．"膻中"是指（　　）
　　A．胸中　　B．心中　　C．肺中
　　D．上焦　　E．心肺

12．《内经》中狭义的"气街"是指（　　）
　　A．冲门穴　　B．太冲穴　　C．承山穴
　　D．气冲穴　　E．冲脉

13．下列经脉中，循行中不与胃联系的经脉是（　　）
　　A．足太阴脾经　　B．手太阳小肠经
　　C．足厥阴肝经　　D．足少阳胆经
　　E．手太阴肺经

14．小肠经"出肩解"，"肩解"是指（　　）
　　A．肩胛骨　　B．肩关节　　C．肩锁关

节

    D. 肩胛冈   E. 肩峰

15. 足阳明之本在 （   ）

    A. 窍阴   B. 跗阳   C. 中封

    D. 至阴   E. 厉兑

16. 蠡沟穴的正确位置是 （   ）

    A. 内踝上 5 寸，胫骨内侧面的前缘

    B. 内踝上 5 寸，胫骨内侧面的中央

    C. 内踝上 5 寸，胫骨内侧面的后缘

    D. 内踝上 5 寸，胫骨内侧面后缘后 0.5 寸

    E. 以上都不是

17. 前正中线旁开 4 寸，平第 7 肋间隙的穴位是 （   ）

    A. 期门   B. 日月   C. 膻中

    D. 大包   E. 京门

18. 不属于八会穴的穴位是 （   ）

    A. 太渊   B. 期门   C. 膈俞

    D. 膻中   E. 绝骨

19. 不与足少阳胆经相联系的器官或部位是 （   ）

    A. 肝   B. 耳   C. 胆

    D. 胃   E. 胁

20. 环跳穴位于股骨大转子与 （   ）

    A. 骶角连线的外 2/3 与内 1/3 交界处

    B. 骶角连线的外 1/3 与内 2/3 交界处

    C. 尾骨连线的中点

    D. 骶管裂孔连线的外 2/3 与内 1/3 交界处。

    E. 骶管裂孔连线的外 1/3 与内 2/3 交界处

（二）B 型题（12 分）

    A. 在头顶部   B. 在头侧部

    C. 在头前部   D. 在头后部

1. 四神聪 （   ）

2. 太阳 （   ）

    A. 郄穴   B. 俞募穴   C. 五输穴

    D. 络穴   E. 八会穴

3. 神经分支吻合常出现在 （   ）

4. 在神经节段的划分上体现穴位与脏腑之间密切关系的是 （   ）

    A. 丘墟   B. 阳谷   C. 阳池

    D. 京骨   E. 冲阳

5. 足太阳溜于 （   ）

6. 足阳明溜于 （   ）

    A. 第 1 腰椎棘突下

    B. 第 2 腰椎棘突下

    C. 第 3 腰椎棘突下

    D. 第 4 腰椎棘突下

    E. 第 5 腰椎棘突下

7. 悬枢穴位于 （   ）

8. 命门穴位于 （   ）

    A. "循手表腕，出臂外两骨之间，上贯肘"

    B. "下臂，行两筋之间，入掌中"

    C. "上入两筋之中，循臂上廉，入肘外廉"

    D. "去腕二寸，外绕臂，注胸中，合心主"

    E. "去腕二寸，出于两筋之间，……络心系"

9. 手少阳络脉的循行是 （   ）

10. 手厥阴络脉的循行是 （   ）

    A. 阳池   B. 阳溪   C. 后溪

    D. 支沟   E. 外关

11. 八脉交会穴中与阳维脉相通的穴是 （   ）

12. 属于三焦经又是五输穴中的经穴为 （   ）

（三）C 型题（12 分）

    A. 窍阴   B. 至阴   C. 窗笼

    D. 廉泉   E. 涌泉

1. 足少阳根于 （   ）

2. 足少阳结于 （   ）

A. 络穴　　B. 荥穴　　C. 经穴

D. 合穴　　E. 井穴

3. 曲泉是肝经的（　　）

4. 中封是肝经的（　　）

A. 心包经的荥火穴

B. 心包经的井金穴

C. 心包经的输土穴

D. 心包经的合水穴

E. 心包经的井木穴

5. 曲泽是（　　）

6. 中冲是（　　）

A. 是主骨所生病者

B. 是主胆所生病者

C. 是主肺所生病者

D. 是主肝所生病者

E. 是主血所生病者

7. 属于胆经病候内容的是（　　）

8. 属于肝经病候内容的是（　　）

A. 合谷　　B. 腕骨　　C. 后溪

D. 尺泽　　E. 鱼际

9. 五输穴中的输穴是（　　）

10. 八脉交会穴是（　　）

A. 肩似拔　　B. 耳聋，目黄

C. 项似拔　　D. 头囟项痛

E. 洒洒振寒

11. 手太阳小肠经是动则病（　　）

12. 手太阳小肠经是主"液"所生病者（　　）

（四）K 型题（8 分）

1. 下列腧穴定位正确者是（　　）

①中极距关元 1 寸，距归来 2 寸

②郄门距内关 2 寸，距曲泽 7 寸

③支沟距阳池 3 寸，距外关 1 寸

④偏历距阳溪 3 寸，距温溜 3 寸

2. 下列穴位中，平第四肋间隙的穴位有（　　）

①天溪　　②乳中

③天池　　④中庭

3. 循行经过肘中的经脉是（　　）

①手太阴经　　②手太阳经

③手厥阴经　　④手少阳经

4. 距前正中线 0.5 寸的穴位有（　　）

①幽门　　②阴都

③肓俞　　④步廊

5. 下列穴位定位正确的是（　　）

①筑宾穴在太溪穴上 3 寸

②复溜穴在交信穴前 0.5 寸

③水泉穴在太溪穴上 1 寸

④照海穴在内踝尖下方

6. 属于足太阴脾经的穴位有（　　）

①公孙　　②内庭

③商丘　　④条口

7. 肺俞穴位于（　　）

①在背部，在肩胛冈内侧缘点与后正中线之间

②在背部，魄户穴与后正中线之间

③在背部，第三胸椎棘突下旁开 1.5 寸

④在背部，第二胸椎棘突下旁开 1.5 寸

8. 足太阳膀胱经的腧穴主要分布在（　　）

①头项部　　　②背腰部

③下肢后外侧部　④下肢外侧部

（五）X 型题（8 分）

1. 下列不属于腹气街的的穴位是（　　）

A. 肺俞　　B. 脾俞　　C. 肾俞

D. 中脘　　E. 中府

2. 位于前发际上 0.5 寸的穴位有（　　）

A. 神庭　　B. 肩井　　C. 曲差

D. 本神　　E. 头临泣

3. 环绕口唇的经脉有（　　）

A. 足太阴脾经　　B. 任脉

C. 足少阴肾经　　D. 足厥阴肝经

E. 足阳明胃经

4. 神门穴在特定穴中为（　　）
A. 原穴　　B. 络穴　　C. 荥穴
D. 输穴　　E. 八脉交会穴

5. 下列概念正确者是（　　）
A. 交会穴即两经相交的腧穴
B. 郄穴是各经经气深聚的部位
C. 募穴是各经经气汇集在四肢部的腧穴
D. 背俞穴是脏腑经气输注于背腰部的腧穴
E. 八会穴是奇经八脉与十二经脉之气相交会的八个腧穴

6. 位于背部的奇穴有（　　）
A. 定喘　　B. 夹脊　　C. 腰眼
D. 肾俞　　E. 肺俞

7. 被称做"十四经"的是（　　）
A. 手太阴肺　　B. 足阳明经筋
C. 手少阴经别　　D. 任脉

8. 下列有关手少阴心经循行叙述正确的是（　　）
A. 起于心中
B. 出属于心
C. 上挟咽，系目系
D. 循臂内后廉
E. 别掌中，循小指次指出其端

二、填空题（10分）

1. 可见的经络现象包括 _____ 和 _____。

2.《灵枢·海论》："凡此四海者，……得 _____ 者 _____，得 _____ 者 _____；知 _____ 者 _____，不知 _____ 者 _____。"

3. 皮部具有 _____、_____ 和 _____、_____ 作用。

三、名词解释（10分）

1. 一源三歧
2. 经络
3. 郄穴
4. 中指同身寸
5. 四根三结

四、问答题（20分）

1. 试述足太阳膀胱经经脉循行原文。（6分）
2. 为什么说督脉为"阳脉之海"？（7分）
3. 何为五输穴？其名称有何含义？（7分）

 答案

一、选择题（60分）

（一）A型题
1. D　2. E　3. D　4. D　5. D
6. B　7. C　8. D　9. A　10. C
11. A　12. D　13. D　14. B　15. E
16. B　17. B　18. B　19. D　20. E

（二）B型题
1. A　2. B　3. D　4. B　5. D
6. E　7. A　8. B　9. D　10. E
11. E　12. D

（三）C型题
1. A　2. C　3. D　4. C　5. D
6. E　7. A　8. D　9. C　10. C
11. A　12. B

（四）K型题
1. B　2. A　3. B　4. A　5. D
6. B　7. A　8. A

（五）X型题
1. AE　2. ACDE　3. BDE　4. AD

5.BD　6.ABC　7.AD　8.ACD

二、填空题（10分）

1.循经皮肤病；循经皮肤显痕

2.顺；生；逆；败；调；利；调；害

3.抗御外邪；保卫机体；反映病症；协助诊断的

三、名词解释（10分）

1.一源三歧：是指任、督、冲三脉皆起于胞中，同出会阴而异行。

2.经络：是运行气血、联系脏腑和体表及全身各部的通道，是人体功能的调控系统。

3.郄穴：是各经脉在四肢部经气深聚的部位，大多分布在四肢肘膝关节以下。十二经脉各有一个郄穴，阴阳跻脉及阴阳维脉也各有一个郄穴，合而为十六郄穴。临床上郄穴多用于治疗本经循行部位及所属脏腑的急性病证。

4.中指同身寸：是手指比量法的一种，是以患者的中指屈曲时中节内侧两端纹头之间的距离为1寸，可用于小腿部和下腹部的直量。

5.四根三结：十二经脉都是以四肢井穴为根，合称"四根"；以头、胸、腹三部为结，合称"三结"。

四、问答题（20分）

1.答：足太阳膀胱之脉起于目内眦，上额，交巅。其支者，从巅至耳上角。其直者，从巅入络脑，还出别下项，循肩膊内，挟脊抵腰中，入循膂，络肾，属膀胱。其支者，从腰中，下挟脊，贯臀，入腘中。其支者，从膊内左右别下贯胛，挟脊内，过髀枢，循髀外后廉下合腘中，以下贯腨内，出外踝之后，循京骨至小指外侧。

2.答：督脉主干行于背部正中，入属于脑。"脑为元神之府"，"头为诸阳之会"，背部属阳；另一方面各阳经均交会于督脉，如：手足三阳经交会于大椎；阳维脉交会于风府、哑门；带脉出于第二腰椎。因此，称督脉为"阳脉之海"。正如滑伯仁《发挥》所言："督之为言都也，行背部之中，为阳脉之都纲"。

3.答：十二经脉在肘膝关节以下各有称为井、荥、输、经、合的五个腧穴，合称"五输穴"。是按经气的由小到大，由浅而深所作的排列。故称"所出为井、所溜为荥、所注为输、所行为经、所入为合"。

古人把经气运行过程用自然界的水流由小到大、由浅入深的变化来形容，把五输穴按井、荥、输、经、合的顺序，从四肢末端向肘、膝方向依次排列。"井"穴多位于手足之端，喻作水的源头，是经气所出的部位，即"所出为井"。"荥"穴多位于掌指或跖趾关节之前，喻作水流尚微，萦迂未成大流，是经气流行的部位，即"所溜为荥"。"输"穴多位于掌指或跖趾关节之后，喻作水流由小而大，由浅注深，是经气渐盛，由此注彼的部位，即"所注为输"。"经"穴多位于腕踝关节以上，喻作水流变大，畅通无阻，是经气正盛运行经过的部位，即"所行为经"。"合"穴位于肘膝关节附近，喻作江河水流汇入湖海，是经气由此深入，进而会合于脏腑的部位，即"所入为合"。因此古人分别将这五个穴位命名为"井，荥，输，经，合"。

模拟试卷二

一、选择题（60分）

（一）A型题（20分）

1. 现存最早的经络文献是（　　）
   A. 《灵枢》
   B. 《内经》
   C. 《甲乙经》
   D. 《脉书》
   E. 《脉经》

2. 以"手足阴阳脏腑"命名的是（　　）
   A. 十二经脉　　B. 十五络脉
   C. 十二经别　　D. 奇经八脉
   E. 以上均是

3. 《十四经发挥》的主要蓝本是（　　）
   A. 《甲乙经》
   B. 《铜人腧穴针灸图经》
   C. 《针灸资生经》
   D. 《金蓝循经取穴图解》
   E. 《针灸大成》

4. 与神阙穴相平的穴位是（　　）
   A. 外陵　　B. 大巨　　C. 大横
   D. 腹哀　　E. 日月

5. "四总穴歌"涉及大肠经的腧穴是（　　）
   A. 足三里　　B. 委中　　C. 列缺
   D. 合谷　　E. 三阴交

6. 下面的骨度分寸哪一项是错误的（　　）
   A. 前发际至后发际 12 寸

B. 两乳头之间 8 寸
C. 膝中至外踝高点 13 寸
D. 两肩胛骨内侧缘之间 6 寸
E. 天突至歧骨（胸剑联合）8 寸

7. 手阳明主（　　）
   A. 津所生病　　B. 骨所生病
   C. 气所生病　　D. 脉所生病
   E. 以上均非

8. 手足三阴经穴位能治疗头面部疾病，主要是因为（　　）
   A. 经脉与经别的内在联系
   B. 阴经与阳经有表里关系
   C. 阴经与阳经有交会关系
   D. 心，肝经经脉上达头部
   E. 经脉与络脉的内在联系

9. 同名经在下列何处连接（　　）
   A. 胸　　B. 腹　　C. 手足
   D. 头面　　E. 背部

10. 在头、足部有同名的穴位是（　　）
    A. 阳关　　B. 三里　　C. 通谷
    D. 五里　　E. 临泣

11. 在鼻旁衔接的经脉是（　　）
    A. 一对表里经
    B. 一对同名阳经
    C. 一对同名阴经
    D. 一阴一阳经
    E. 以上都不对

12. 根据骨度分寸，眉心至后发际的距离为（　　）
    A. 3 寸　　B. 6 寸　　C. 9 寸
    D. 12 寸　　E. 15 寸

13. 五输穴大多位于（　　）
    A. 指趾端　　B. 腕踝关节附近

C. 肘膝以下　　D. 肘膝以上

E. 四肢部

14. 心包经腧穴一般不主治的病候是（　　）

A. 心痛　　B. 胃痛　　C. 腰痛

D. 心悸　　E. 癫狂

15. 不属于手太阴的腧穴是（　　）

A. 鱼际　　B. 侠白　　C. 阳白

D. 少商　　E. 云门

16. 不宜直刺的是（　　）

A. 侠白　　B. 鱼际　　C. 尺泽

D. 太渊　　E. 中府

17. 夹脊穴的定位方法是（　　）

A. 第一胸椎至第四骶椎各椎棘突下
　　旁开 0.5 寸

B. 第一胸椎至第五腰椎各椎棘突下
　　旁开 0.5 寸

C. 第一胸椎至第十二胸椎各椎棘突
　　下旁开 0.5 寸

D. 第七颈椎至第十二胸椎各椎棘突
　　下旁开 0.5 寸

E. 第一颈椎至第五腰椎各椎棘突下
　　旁开 0.5 寸

18. 足厥阴之标在（　　）

A. 舌本　　B. 舌下两脉　　C. 耳中

D. 背俞　　E. 命门

19. 足三阴通于（　　）

A. 腹气街　　B. 胫气街　　C. 胸气街

D. 头气街　　E. 以上均非

20. “膻中”是指（　　）

A. 胸中　　B. 心中　　C. 肺中

D. 上焦　　E. 心肺

（二）B 型题（12 分）

A. 光明　　B. 外丘　　C. 阳交

D. 悬钟　　E. 丘墟

1. 位于外踝高点上 7 寸，腓骨前缘的
是（　　）

2. 位于外踝高点上 5 寸，腓骨前缘的

是（　　）

A. “以下胸中，贯膈”

B. “从肾上贯肝膈”

C. “下膈，络小肠”

D. “循咽下膈，抵胃”

E. “下膈，历络三焦”

3. 手少阴心经的循行是（　　）

4. 手太阳小肠经的循行是（　　）

A. 阳白　　B. 瞳子髎　　C. 丝竹空

D. 本神　　E. 头临泣

5. 在瞳孔直上，眉上 1 寸是（　　）

6. 在目外眦旁的穴是（　　）

A. 俞府　　B. 神封　　C. 胸乡

D. 周荣　　E. 库房

7. 属于阳经的穴位是（　　）

8. 位于第三肋间隙的穴位是（　　）

A. 循臂上廉，入肘外廉

B. 上循臂，乘肩髃

C. 上循喉咙，出缺盆

D. 别于肩髃，入柱骨

E. 上循臂，上结于肘外

9. 手阳明经脉的循行是（　　）

10. 手阳明络脉的循行是（　　）

A. 《黄帝内经》　　　B. 《灵枢》

C. 《素问》　　　　　D. 《难经》

E. 《针灸大成》

11. 其成书标志着针灸理论的形成
（　　）

12. 《内经》中最详尽记载经络的书为
（　　）

（三）C 型题（12 分）

A. 输穴　　　　　B. 原穴

C. 两者均是　　　D. 两者均非

1. 腕骨在特定穴中属（　　）

2. 神门在特定穴中属（　　）

A. 郄穴　　　　　B. 络穴

C. 两者均是　　　D. 两者均非

3. 支正穴归属于（　　）

4. 阳池穴归属于（　　）

  A. 郄穴   B. 合穴

  C. 两者均是 D. 两者均非

5. 地机穴为（　　）

6. 阴陵泉穴为（　　）

  A. 目锐眦 B. 目内眦

  C. 两者均是 D. 两者均非

7. 手太阳小肠经在头面部的循行经过

（　　）

8. 足阳明胃经在头面部的循行经过

（　　）

  A. 舌强暴喑 B. 失眠

  C. 两者均是 D. 两者均非

9. 通里穴主治（　　）

10. 神门穴主治（　　）

  A. 奇穴   B. 阿是穴

  C. 两者均是 D. 两者均非

11. 以痛为腧的腧穴称为（　　）

12. 有具体穴名和固定位置，并分布在十四经上的腧穴称为（　　）

（四）K型题（8分）

1. 下列关于手太阳小肠经内容正确的是（　　）

  ①起于少泽，止于听宫

  ②循行线有一条主脉，两条支脉

  ③左右各19个穴

  ④主"小肠腑所生病"

2. 在十二经气血流注中、与足太阳膀胱经相互衔接的经脉是（　　）

  ①手太阳小肠经

  ②手阳明大肠经

  ③足少阴肾经

  ④足厥阴肝经

3. 循行与耳上角有关的经脉是（　　）

  ①足太阳经 ②足少阳经

  ③手少阳经 ④手太阳经

4. 下列属于足少阴肾经的穴位有（　　）

  ①照海   ②大钟

  ③俞府   ④四满

5. 下列说法正确的是（　　）

  ①大钟穴是足少阴肾经络穴

  ②水泉穴是足少阴肾经合穴

  ③太溪穴是足少阴肾经原穴

  ④筑宾穴是阴跷脉郄穴

6. 下列穴位定位正确的是（　　）

  ①筑宾穴在太溪穴上3寸

  ②复溜穴在交信穴前0.5寸

  ③水泉穴在太溪穴上1寸

  ④照海穴在内踝尖下方

7. 下列穴位属于带脉交会穴的有（　　）

  ①五枢   ②章门

  ③维道   ④京门

8. 下列穴位属于冲脉交会穴的有（　　）

  ①气海   ②气冲

  ③气舍   ④气穴

（五）X型题（8分）

1. 下列腧穴不属于手太阳小肠经的是（　　）

  A. 少泽 B. 支正 C. 支沟

  D. 听宫 E. 听会

2. 下列何穴可以直刺（　　）

  A. 大横 B. 食窦 C. 天溪

  D. 胸乡 E. 腹结

3. 下列关于督脉描述正确的是（　　）

  A. 起于胞中 B. 上风府

  C. 为"气海" D. 为"阳脉之海"

  E. 分支贯脐中央

4. 下列关于任脉描述正确的是（　　）

  A. 起于胞中 B. 上风府

  C. 为"气海" D. 为"血海"

  E. 为"阴脉之海"

5. 下列关于阴跷脉描述正确的是（　　）

A. 出然骨之后

B. 直上循阴股

C. 至咽喉交贯冲脉

D. 与足太阳、阳跷脉会于目内眦

E. 为"血海"

6. 位于舌下的奇穴有（　　）

A. 海泉　　B. 金津、玉液

C. 鱼腰　　D. 聚泉

E. 水沟

7. 位于头侧面的奇穴有（　　）

A. 太阳　　B. 耳尖　　C. 风池

D. 翳明　　E. 头维

8. 位于第4肋间隙的穴位有（　　）

A. 期门　　B. 神封　　C. 天池

D. 天溪　　E. 乳中

二、填空题（10分）

1. 元代_____在《_____》中有了"四根三结"的概括提法。

2. 腧穴一般可分为_____、_____、_____三类。

3. 足少阳胆经共有_____穴，其首穴为_____末穴为_____。

4. 在特定穴中，足三里穴既是_____，又是_____。

三、名词解释（10分）

1. 四海

2. 根结

3. 奇经八脉

4. 客主人

四、问答题（20分）

1. 试述手少阳三焦经经脉循行原文（6分）

2. 试述冲脉的分布和主要功能。（7分）

3. 什么是腧穴的治疗作用，并简单举例说明。（7分）

 答案

一、选择题（60分）

（一）A型题

1. D	2. A	3. D	4. C	5. D
6. C	7. A	8. A	9. D	10. E
11. B	12. E	13. C	14. C	15. C
16. E	17. B	18. D	19. A	20. A

（二）B型题

1. B	2. A	3. C	4. D	5. A
6. B	7. E	8. C	9. A	10. B
11. A	12. B			

（三）C型题

1. B	2. C	3. B	4. D	5. A
6. B	7. C	8. D	9. A	10. B
11. B	12. D			

（四）K型题

| 1. A | 2. B | 3. B | 4. E | 5. B |
| 6. D | 7. A | 8. C | | |

（五）X型题

1. CE　　2. AE　　3. ABDE　　4. AE

5. ABCD　6. AB　　7. ABD　　8. BCDE

二、填空题（10分）

1. 窦汉卿；标幽赋。

2. 经穴；奇穴；阿是穴。

3.44；瞳子髎；足窍阴。

4. 合穴；下合穴

三、名词解释（10分）

1. 四海：是指人体气血营卫产生、分化和汇聚的四个重要部位。

2. 根结：是指十二经脉之气起始和归结的部位。

3. 奇经八脉：是指十二经脉之外"别道奇行"的八条经脉，包括督脉、任脉、冲

168

脉、带脉、阴跷脉、阳跷脉、阴维脉、阳维脉。"奇"是奇异的意思，指这八条经脉的分布和作用有异于十二正经。

4. 客主人：即上关穴。

四、问答题（20分）

1. 答：三焦手少阳之脉，起于小指次指之端，上出两指之间，循手表腕，出臂外两骨之间，上贯肘，循臑外上肩，而交出足少阳之后，入缺盆，布膻中，散络心包，下膈，遍属三焦。

其支者，从膻中，上出缺盆，上项，系耳后，直上出耳上角，以屈下颊至颐。

其支者，从耳后入耳中，出走耳前，过客主人，前交颊，至目锐眦。

2. 答：冲脉起于肾下胞中，经会阴，出于气街，并足少阴肾经，挟脐上行，至胸中而散。

其分支有四：一、从胸中上行，会咽喉，络唇口，其气血渗诸阳，灌诸精。二、从气街下行，并足少阴经，循阴股内廉；入腘中，行胫内廉，至内踝后，渗三阴。三、从内踝后分出，行足背，入大趾内间。四、从胞中向后，行于脊内。

冲脉的功能主要可概括为"十二经之海"、"五脏六腑之海"和"血海"。

言"十二经之海"，主要是强调冲脉在十二经气血通行、渗灌中所起的重要作用。冲脉与督脉、任脉同起于胞中，同出于会阴，而督脉交会于全身所有的阳经，为"阳脉之海"，任脉交会于全身所有的阴经，为"阴脉之海"。因此冲脉通过交会任、督而通行十二经气血。另一方面，本经循行范围广泛，其上者"出于颃颡，渗诸阳、灌诸精"；其下者，"渗三阴"；其前者，"渗诸络而温

肌肉"。张景岳曾对冲脉分布给予高度概括："其上自头，下自足，后自背，前自腹，内自溪谷，外自肌肉，阴阳表里无所不涉"（《类经》卷九）。可见冲脉有通受全身气血的作用，故被称为"十二经之海"。

称其为"五脏六腑之海"主要是概括说明本经有秉受、输布先后天精气的作用。先天精气来源于肾，而冲脉与足少阴肾经并行于腹部和下肢部，又起于"肾下""胞中"，故本经秉受先天精气；后天精气来源于胃，而冲脉与胃经"会于气街"，"合于宗筋"，故本经也可输布后天之精气，以濡养五脏六腑，因此，被称为"五脏六腑之海"。

称其"血海"，除说明本经有通行溢蓄全身血气的作用，还强调本经与女子经、孕，男子发育、生殖功能有密切联系。《素问》王冰注："冲为血海，任主胞胎，两者相资，故能有子。"只有血海充盈，女子才能"月事以时下"；男子才能"澹渗皮肤，生毫毛（胡须）"。

3. 答：腧穴的治疗作用主要有以下三个方面：

（1）邻近作用：即腧穴都能治疗其所在部位及邻近部位的病症，如胃部的中脘、建里、梁门等穴，均能治疗胃病。

（2）远道作用：经穴，尤其是十二经脉在四肢肘、膝关节以下的腧穴不仅能主治局部病症，而且能治本经循行所到达的远隔部位的病症，如合谷穴不仅能治上肢病症，而且能治颈项部和头面部病症。

（3）整体作用：临床实践证明，针灸某些腧穴，可起到整体性的调治作用，如泄泻时，针刺天枢能止泻；便秘时针刺该穴能通便。有些腧穴还能调治全身性的病症，如合谷、曲池、大椎等可治外感发热。

模拟试卷三

一、选择题（60分）

（一）A型题（20分）

1. 下列各穴，属于胆经的是（　　）
 A. 期门　　B. 章门　　C. 京门
 D. 石门　　E. 梁门

2. 下列说法错误的是（　　）
 A. 足太阳经主筋所生病
 B. 足少阴经主肾所生病
 C. 手厥阴经主脉所生病
 D. 手太阳经主津所生病
 E. 手少阳经主气所生病

3. 我国现存最早的针灸学专著的作者是（　　）
 A. 杨继洲　B. 皇甫谧　C. 华佗
 D. 李学川　E. 高武

4. 足少阳胆经阳交穴的位置是（　　）
 A. 外踝上7寸，腓骨前缘
 B. 外踝上7寸，外丘穴后1寸处
 C. 外踝尖直上7寸
 D. 外踝上7寸，外丘穴前1寸处
 E. 以上都不是

5. 下列经脉在眼区没有穴位的是（　　）
 A. 足太阳经　　B. 足少阳经
 C. 手少阴经　　D. 手少阳经
 E. 手太阳经

6. 足三阳经在躯干的分布规律是：（　　）
 A. 太阳在前，阳明居中，少阳位后
 B. 太阳在前，少阳居中，阳明位后
 C. 少阳在前，太阳居中，阳明位后
 D. 阳明在前，太阳居中，少阳位后
 E. 阳明在前，少阳居中，太阳位后

7. 足少阳胆经位于小腿部的穴位，在腓骨前缘的是（　　）
 A. 阳交　光明　阳辅
 B. 外丘　光明　阳交
 C. 外丘　光明　悬钟
 D. 阳交　阳辅　悬钟
 E. 以上都不是

8. "行两筋之间，入掌中，循中指，出其端"的是（　　）
 A. 手少阴经脉　　B. 手厥阴经脉
 C. 手阳明经脉　　D. 手阳明络脉
 E. 手太阴络脉

9. 风池穴操作错误者为（　　）
 A. 向前直刺0.5
 B. 透对侧风池
 C. 可灸
 D. 针尖微向前上方，朝眉心方向斜刺0.8～1.2寸
 E. 针尖微向前下方，朝鼻尖方向斜刺0.8～1.2寸

10. "别下渊腋三寸，入胸中，别属三焦……"的是（　　）
 A. 足太阴经脉　　B. 足太阴络脉
 C. 手厥阴经脉　　D. 手厥阴络脉
 E. 以上均非

11. 下列经脉与鼻有联系的是（　　）
 A. 手少阳三焦经　B. 手太阴肺经
 C. 手太阳小肠经　D. 足少阳胆经
 E. 足少阴肾经

12. 大肠和小肠的下合穴均在（　　）
 A. 足太阳膀胱经　B. 足太阴脾经

C.足少阳胆经　　D.足厥阴肝经

E.足阳明胃经

13.《灵枢·九针十二原》："五脏有疾，当取十二原"，若心脏有疾则可取（　　）

A.神门　　B.内关　　C.膻中

D.外关　　E.通里

14.听宫位于（　　）

A.面部，耳屏上切迹的前方，下颌骨髁状突后缘，张口呈凹陷处

B.面部，耳屏上切迹的前方，下颌骨髁状突后缘，闭口呈凹陷处

C.面部，耳屏前，下颌骨髁状突后缘张口呈凹陷处

D.面部，耳屏前，下颌骨髁状突后缘闭口呈凹陷处

E.面部，耳屏间切迹的前方，下颌骨髁状突后缘，张口呈凹陷处

15.十二经筋的命名，主要包涵哪些内容（　　）

A.手足、阴阳

B.阴阳、手足、五行

C.手足、阴阳、脏腑

D.手足、脏腑、阴阳

E.阴阳、脏腑

16.小肠经和心经衔接于（　　）

A.无名指　　B.小指　　C.中指

D.食指　　E.拇指

17.以下穴位中，既是络穴，又是八脉交会穴的穴位是（　　）

A.前谷　　B.足临泣　　C.丰隆

D.后溪　　E.公孙

18.在食指本节后桡侧凹陷处的腧穴是（　　）

A.二间　　B.三间　　C.合谷

D.商阳　　E.鱼际

19.下列属于原络配穴法的穴组是（　　）

A.太白、丰隆　　B.太白、冲阳

C.冲阳、大都　　D.冲阳、中封

E.合谷、温溜

20.手少阴经脉病候"嗌干"中的"嗌"是指（　　）

A.咽喉　　B.喉咙　　C.食管

D.咽峡　　E.食管和喉咙

（二）B型题（12分）

A.足太阳经别　　B.任脉

C.足太阳经脉　　D.带脉

E.手太阴经筋

1.加强与心和头联系的是（　　）

2.与胸膈联系的是（　　）

A.躯干部　　B.头部

C.肘膝以下　　D.肘膝以上

E.四肢部

3.俞、募穴分布在（　　）

4.八脉交会穴分布在（　　）

A.十五络脉　　B.十二皮部

C.十二经脉　　D.十二经别

E.十二经筋

5.均起于四肢末端，不属络脏腑的是（　　）

6.具有"离、入、出、合"分布特点的是（　　）

A.太渊，通里，大陵

B.阳池，间使，阳溪

C.阳谷，阳溪，阳池

D.太渊，神门，间使

E.大陵，神门，太渊

7.以上穴位均位于腕掌侧横纹的是（　　）

8.以上穴位均位于腕背横纹的是（　　）

A.奇穴　　B.络穴　　C.郄穴

D.经穴　　E.阿是穴

9.有具体的位置和名称，但未归入十四经的腧穴称为（　　）

10.各经脉在四肢部经气深聚的特定穴

是（　　）

  A. 心经的荥火穴

  B. 心经的井木穴

  C. 心经的合水穴

  D. 心经的经金穴

  E. 心经的输土穴

11. 少府是（　　）

12. 灵道是（　　）

（三）C 型题（12 分）

  A. 轻劲多力　　B. 自过其度

  C. 两者均是　　D. 两者均非

1. 髓海有余（　　）

2. 髓海不足（　　）

  A. 根　　　　　B. 本

  C. 两者均是　　D. 两者均非

3. 井穴（　　）

4. 四肢肘膝以下的一定部位（　　）

  A. 系（连）目系　　B. 从心系

  C. 两者均是　　　D. 两者均非

5. 手少阴心经循行路线中有（　　）

6. 足厥阴肝经循行路线中有（　　）

  A. 两筋间，腕掌侧横纹上 3 寸

  B. 两筋间，腕掌侧横纹上 5 寸

  C. 两者均是

  D. 两者均非

7. 间使穴位于（　　）

8. 大陵穴位于（　　）

  A. 火　　　　　B. 水

  C. 两者均是　　D. 两者均非

9. 行间在五行中属（　　）

10. 曲泉在五行中属（　　）

  A. 合穴　　　　B. 下合穴

  C. 两者均是　　D. 两者均非

11. 阳陵泉在特定穴中属（　　）

12. 阴陵泉在特定穴中属（　　）

（四）K 型题（8 分）

1. 传染性肝炎出现敏感点的穴位是（　　）

  ①横骨　　　　②脾俞

  ③天枢　　　　④中都

2. 腧穴形态结构的研究集中表现在（　　）

  ①腧穴与感受器　　②腧穴与神经

  ③腧穴与肌肉　　　④腧穴与肌腱

3. 属络出入肺脏的经脉有（　　）

  ①手少阴心经　　②足厥阴肝经

  ③足少阴肾经　　④足太阴脾经

4. 下列各穴，属于募穴的是（　　）

  ①京门　　　　②石门

  ③期门　　　　④章门

5. 下列具有"合治内腑"作用的下合穴有（　　）

  ①阴陵泉　　　②阳陵泉

  ③曲泉　　　　④足三里

6. 对足少阳胆经经脉循行叙述正确的是（　　）

  ①下耳后　　　②入缺盆

  ③起于目锐眦　④过客主人

7. 属于大肠经的腧穴是（　　）

  ①完骨　　　　②横骨

  ③曲骨　　　　④巨骨

8. 手三里穴的主治是（　　）

  ①腹痛　　　　②滞产

  ③上肢不遂　　④寒战

（五）X 型题（8 分）

1. 属于同一条经脉的起止穴有（　　）

  A. 少海、听宫　　B. 极泉、少冲

  C. 关冲、丝竹空　D. 少冲、听宫

  E. 天池、中冲

2. 腕横纹及腕背横纹上三寸的腧穴是（　　）

  A. 偏历　　B. 外关　　C. 支沟

  D. 三阳络　E. 手三里

3. 位于外踝上 8 寸的穴位是（　　）

  A. 条口　　B. 伏兔　　C. 丰隆

  D. 昆仑　　E. 飞扬

4. 循行至鼻及鼻旁的经脉有（　　）

    A. 手太阳小肠经

    B. 手少阳三焦经

    C. 手阳明大肠经

    D. 督脉

    E. 足阳明胃经

5. 下列穴组中相距 3 寸的有（　　）

    A. 犊鼻与足三里

    B. 大巨与气冲

    C. 足三里与上巨虚

    D. 上巨虚与下巨虚

    E. 天枢与水道

6. 手少阴心经联系的脏腑、组织器官有（　　）

    A. 心　　　B. 小肠　　C. 肺

    D. 大肠　　E. 目系

7. 下列关于针刺方法正确的是（　　）

    A. 极泉穴针刺应避开动脉

    B. 少冲穴可三棱针点刺放血

    C. 太渊针刺应避开动脉

    D. 四肢腧穴安全，针刺无禁忌

    E. 四肢腧穴均要直刺

8. 属"十四经"范围的是（　　）

    A. 手太阴肺　　　B. 足阳明经筋

    C. 手少阴经别　　D. 任脉

二、填空题（10 分）

1. 临床应用五输穴子母补泻，胃实证取＿＿＿＿，胃虚证取＿＿＿＿。

2. 手阳明经共有＿＿＿＿个腧穴，首穴是＿＿＿＿末穴是＿＿＿＿。

3. "四总穴歌"中有：面口＿＿＿收，腰背＿＿＿求。

4. 手太阴肺经"其支者从＿＿＿后，直出＿＿＿内廉，出其＿＿＿。"

三、名词解释（10 分）

1. 腨内

2. 阴脉之海

四、问答题（20 分）

1. 试述足少阴肾经经脉循行原文。（6 分）

2. 试述关元穴的归经、定位、主治和针刺注意事项。（7 分）

3. 试述腧穴的分类及各类腧穴的特点。（7 分）

 答案

一、选择题（60 分）

（一）A 型题

1. C	2. D	3. B	4. E	5. C
6. E	7. C	8. B	9. D	10. E
11. C	12. E	13. A	14. C	15. A
16. B	17. E	18. B	19. A	20. D

（二）B 型题

1. A	2. E	3. A	4. C	5. E
6. D	7. E	8. C	9. A	10. C
11. A	12. D			

（三）C 型题

1. C	2. D	3. A	4. B	5. C
6. A	7. A	8. D	9. A	10. B
11. C	12. A			

（四）K 型题

| 1. D | 2. E | 3. A | 4. E | 5. C |
| 6. A | 7. D | 8. B | | |

（五）X 型题

| 1. BCE | 2. AC | 3. AC | 4. ACDE |
| 5. ABCDE | 6. ABCE | 7. ABC | 8. AD |

二、填空题（10 分）

1. 厉兑；解溪。

2. 20；商阳；迎香。

3. 合谷；委中。

4. 腕；次指；端。

三、名词解释（10分）

1. 腨内：是指小腿内侧。

2. 阴脉之海：指任脉。任脉主干行于腹，腹为阴，诸阴经均直接或间接交会于任脉，同时任脉有"主胞胎"的作用，故称之。

四、问答题（20分）

1. 答：肾足少阴之脉，起于小指之下，邪走足心，出于然骨之下，循内踝之后，别入跟中，以上腨内，出腘内廉，上股内后廉，贯脊属肾，络膀胱。其直者，从肾上贯肝膈，入肺中，循喉咙，挟舌本。其支者，从肺出，络心，注胸中。

2. 答：关元属任脉经穴。其定位是：在下腹部，前正中线上，当脐中下3寸。

主要治疗：虚劳赢瘦，中风脱证，眩晕；阳痿，遗精，早泄，痛经，闭经，不孕，崩漏，带下，尿频，尿闭，遗尿；腹痛，疝气，泄泻等。本穴为保健要穴。

一般直刺1.0～2.0寸，需排尿后进行针刺。治疗癃闭患者应斜刺。孕妇慎用。

3. 答：腧穴一般可分为三类：①经穴：凡归属于十二经脉和任督脉，即十四经的腧穴，称为经穴。经穴均有具体的穴名和固定的位置，分布在十四经循行路线上，有明确的针灸主治证。②奇穴：凡未归入十四经穴范围，而有具体的位置和名称的经验效穴，统称"经外奇穴"，简称奇穴。这类腧穴的主治范围比较单一，多数对某些病症有特殊疗效。③阿是穴：又称天应穴、不定穴，是按压痛点取穴。这类腧穴既无具体位置，又无固定位置，而是以压痛或其他反应点作为刺灸的部位。